Hannelore Dahlke

Hannelore Dahlke

Olaf Evjenth   Jern Hamberg

MUSKELDEHNUNG, WARUM UND WIE?

Eine effektive Behandlungsmethode bei Schmerzen und Bewegungseinschränkung

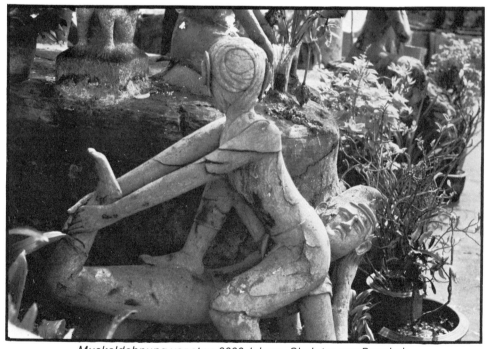

Muskeldehnung vor etwa 2000 Jahren. Skulptur von Bangkok.

Teil I DIE EXTREMITÄTEN

REMED VERLAG

© 1981 Remed Verlag, Postfach 2017, CH-6300 Zug 2, Schweiz

Typografie: Team Offset, Malmö, Schweden

Druck: Canale Co Spa, Turin, Italien

ISBN 3-85609-001-0

VORWORT

Mehr als 25 Prozent aller Patienten konsultieren heute den Arzt nur für Beschwerden von seiten der Bewegungsorgane. Viele Patienten, die den Arzt für andere Beschwerden konsultieren, haben zusätzlich Schmerzen, Bewegungsschmerzen und Steifheit. Diese beiden Patienten-kategorien verursachen einen sehr grossen Teil der Krankschreibungen und sie dominieren in der Gruppe von Patienten, denen eine Invalidenrente bewilligt wird. Grosse gesellschafts-ökonomische Probleme sind die Folge davon.

Die Erfahrung langjähriger Behandlung von Patienten mit oben beschriebenen Beschwerden hat dieses Buch veranlasst. Es zeigte sich in vielen Fällen, dass Entspannung-Dehnung ver-kürzter Muskeln und anderer Strukturen eine notwendige Behandlungsform ist, um ein für den Patienten gutes Resultat zu erreichen. Die Methode sollte auch als prophylaktische Massnahme beim Training gesunder Menschen aller Alterskategorien benützt werden.

Im Buch werden einige der Techniken beschrieben, die wir angewendet und als effektiv gefunden haben. Bei eingeschränkter Bewegung, die auf verkürzten Strukturen beruht, können diese Techniken mit Vorteil angewendet werden.

Wir haben keinen Doppelblindtest durchgeführt, sondern die Patienten waren ihre eigenen Kontrollen. Eine jahrelang bestehende Dysfunktion, die nach Entspannung-Dehnung ver-schwand, war genug Beweis für uns und für den Patienten.

Die Einteilung des Buches ist einfach. Im Inhaltsverzeichnis findet man das vom Patienten aufgezeigte Bewegungshindernis zusammen mit dem aktuellen Gelenk oder dem beteiligten Bewegungssegment. Es wird auf die Seite verwiesen, die die entsprechende Behandlungs-technik zeigt. Das Muskelschema informiert auch, welche Muskeln welche Bewegungen behin-dern.

Wir sind sehr dankbar, falls wir mit diesem Buch dazu beitragen können, die schwere Situation sowohl für den Patienten als auch für den Therapeuten zu verbessern.

Wir möchten auch Dr Maria Dumbacher-Schmidt und Dr Franz Mildenberger für ihre grosse Arbeit beim Übersetzen dieses Buches besonders danken.

Oslo und Alfta August 1981

Olaf Evjenth und Jern Hamberg

INHALTSVERZEICHNIS

1. MUSKELDEHNUNG, WARUM UND WIE?

Gymnastik — mit unter anderem Dehnen in der einen oder anderen Fôrm — wurde schon seit Urzeiten betrieben, sicherlich nicht nur zum Zeitvertreib oder Vergnügen, sondern weil man spürte, dass der Körper dadurch besser funktionierte.

Unrichtiges Dehnen von Muskeln und anderen Strukturen kann hingegen dem Körper Schaden zufügen mit z B übergrosser Beweglichkeit — Instabilität, pathologische Hypermobilität — als Folge. Das kommt vor allem bei Teilnehmern von Gymnastikwettbewerben vor und da besonders bei Damen, aber auch bei anderen Formen der Gymnastik, z B Jazzgymnastik. Bei den meisten Gymnastikarten wird das Dehnen mit grosser Kraft und langem Hebelarm durchgeführt, wodurch leicht ein Schaden auftreten kann. Vielfach ist die Kenntnis vom normalen Bewegungsumfang der verschiedenen Gelenke des Körpers völlig unzureichend. Daher werden oft genügend lange Strukturen überstreckt und zu kurze Strukturen überhaupt nicht gedehnt. Die Folgen sind Schmerzen und unter Umständen Dauerschäden — nicht zuletzt in der Lendenwirbelsäule. Die Kenntnis, wie und wann man einen Muskel oder andere Strukturen dehnen soll, ist daher unbedingt notwendig, wenn man eine Funktion verbessern und nicht verschlechtern, also schädigen, will.

Jeder Patient, der Symptome von seiten des Bewegungsapparates aufweist, besonders in Form von Schmerzen und Bewegungseinschränkung, soll genauestens untersucht werden im Hinblick auf die Funktion der Gelenke und Muskeln. Hat der Test normale Gelenksbeweglichkeit gezeigt aber angespannte Muskeln (oder pathologischen Hartspann), sollte eine Probebehandlung dieser Muskeln in Form von Dehnung vorgenommen werden. Oft erhält man ein gutes Behandlungsresultat schon in erstaunlich kurzer Zeit. Als vorbeugende Massnahme sollten alle Schulkinder in dieser Hinsicht untersucht werden. Auf diese Weise kann man eine gestörte Muskelfunktion entdecken und behandeln bereits ehe sie zu Beschwerden geführt hat.

Normalwerte — Angaben über Bewegungsumfang der verschiedenen Gelenke — sind oft von geringem oder keinem Nutzen bei der Beurteilung, ob Muskeln oder andere Strukturen verkürzt sind und gedehnt werden müssen. Der Annahme, dass es sich um verkürzte posturale oder zu schwache phasische Muskeln handelt, kann auch nicht blind gefolgt werden.

Lediglich indem man jeden Patient mit einer Dysfunktion testet, kann man lernen, normale oder abnormale Abweichungen zu erkennen, sie zu beurteilen und probeweise zu behandeln. Erfahrung und Geschicklichkeit des Untersuchers sind also notwendig, eine Verkürzung aufzudecken, die alle Strukturen betreffen kann. Nur das Behandlungsresultat beim Verdacht auf verkürzte Muskeln — will sagen, die Normalisierung des Bewegungsmusters und die Schmerzfreiheit — ist das einzig verlässliche Kriterium, dass die Behandlung richtig war.

Eine Dysfunktion auf Grund verkürzter Strukturen im Bewegungsapparat kann durch veränderte Bewegungsmuster, Veränderungen im Muskelvolumen und Turgor, aus der Dehnbarkeit und dem Bewegungsumfang in den Gelenken, besonders aus der Art, wie die Bewegungen in der Endlage abgestoppt werden, (sogenanntes „endfeel") diagnostiziert werden. Die Patienten geben überdies oft Schmerzen und das Gefühl des Spannens in den verkürzten Muskeln an. Dass verspannte Muskeln Irritation und Schäden an periferen Nerven und Gefässen verursachen können, darf als wohlbekannt angenommen werden. Um nur einige Beispiele zu nennen: Scalenussyndrom, Supinatior-, Pronator- und Piriformissyndrom. (Siehe entsprechende Lehrbücher!)

Untraining, fehlende Koordination oder ungewohnte Bewegungen verursachen veränderte Zirkulation und oft fehlerhafte Aktivität. Dieses führt — nach Vladimir Janda, Prag — zu ständigen Mikrotraumen, die mit der Zeit zu veränderten Bewegungsmustern mit chronischen Muskelverspannungen führen, gefolgt von Kontraktionen und Schmerzen. All das verursacht mit der Zeit veränderte Gelenksfunktionen, Umbau von Gelenken und degenerative Veränderungen. Man kann versuchen, all diesem vorzubauen mit unter anderem Dehnen der aktuellen Muskelgruppen.

Ein normal funktionierender Muskel hat optimale Zirkulation, Innervation und Bewegungsfähigkeit (inklusive normalem Kontraktionsvermögen und normaler Dehnbarkeit) und ist ausserdem völlig schmerzfrei bei allen Bewegungen. Das Dehnen eines Muskels ist genau so wichtig wie das Stärketraining, um eine normale Funktion beizubehalten.

Die Muskeln gehören zu den am meisten belasteten Strukturen. Sie müssen sich immer anpassen. Die Folge ist oft eine Verkürzung. Verkürzte-gespannte Muskeln werden mehr aktiviert, auch wenn sie *nicht* bei der betreffenden Bewegung mitwirken. *Sie hemmen auch ihre Antagonisten.* Je gespannter der Muskel, desto grösser die Hemmung. Darum ist es oft notwendig, die Antagonisten zu stimulieren und bei Bedarf zu trainieren, um ein zufriedenstellendes Resultat zu erreichen.

Schmerzen im Periost, in der Sehne oder dem Muskelbauch, sogar „referred pain" zu anderen Strukturen und Segmenten, können darauf beruhen, dass der Muskel zu angespannt ist. Kein Muskel in einer Synergie darf mehr gespannt sein als ein anderer. Ein verkürzter/gespannter Muskel wird bei kraftvoller und plötzlicher Arbeit stärker belastet, und sowohl der Muskel als auch die Sehne kann dabei geschädigt werden. Diesem kann durch Dehnen des betreffenden Muskels *vorgebeugt* werden.

Die Grenzen für einen normalen Bewegungsumfang werden von folgenden Strukturen bestimmt: Haut, Unterhaut, Muskel, Ligament, Kapsel, Gelenkfläche und intraartikulare Struktur. Jegliche Veränderung einer dieser Strukturen kann eine Änderung des Bewegungsumfanges bedingen, der entweder zu gross oder zu klein wird. Infektion und abakterielle Entzündung kann eine herabgesetzte Beweglichkeit während des akuten Stadiums und pathologisch erhöhte Beweglichkeit oder Instabilität im chronischen Stadium verursachen. Dies gilt vor allem für Bindegewebe, Gelenkskapsel, Ligament und Gelenkknorpel. Man kann z B bei Mb Bechterew initial eine Hypomobilität sehen, die später in eine Hypermobilität auf Grund der Destruktion übergeht. Weiteres Fortschreiten der Erkrankung führt zur Entwicklung einer Hypomobilität, Ankylose. Beruht ein verminderter Bewegungsumfang auf verkürzten/gespannten Muskeln, kann eine Behandlung mit Muskeldehnung den herabgesetzten Bewegungsumfang vergrössern, eventuell normalisieren.

1.1. ALLGEMEINE TECHNIK BEI ENTSPANNUNG–DEHNUNG VON VERSCHIEDENEN STRUKTUREN

Beim Dehnen gilt immer das gleiche Grundprinzip. Nach einer statischen Muskelkontraktion gegen Widerstand folgt das Entspannen, und sobald der Muskel in dieser Refraktärperiode ist, wird er gedehnt. Das ist die schonendste der bisher ausgearbeiteten Methoden, einen Muskel zu dehnen. Sie verwertet die Erkenntnis, dass ein Muskel unmittelbar nach einer statischen Muskelkontraktion am besten entspannt und dehnbar ist. Je stärker die Kontraktion, desto grösser die Entspannung (Sherrington). Jeglichem Dehnen sollte irgendeine Form des Aufwärmens vorangehen. Die beste und am meisten spezifische Form einen Muskel aufzuwärmen ist die Kontraktion gegen Widerstand. Je stärker die Kontraktion, desto höher die Temperatur. Der Patient sollte immer durch optimale äussere Gegebenheiten so entspannt wie möglich sein, z B durch bequeme Stellung, äussere Ruhe u. dgl. Wenn man durch Dehnen von Muskeln und anderen Strukturen den Bewegungsumfang in einem Gelenk vergrössern will, kann man im Prinzip drei Methoden anwenden:

1. Die schonendste Methode ist, wenn man das Gelenk mit geringer Kraft, so weit es geht, in die eingeschränkte Bewegungsrichtung führt. Die verkürzten Strukturen pressen nun die Gelenkflächen gegeneinander. In dieser Stellung fordert der Therapeut den Patienten auf, *dagegenzuhalten,* d h den oder die Muskeln zu kontrahieren, die gedehnt werden sollen. Gleichzeitig führt er Traktion aus, d h er versucht, die Gelenkflächen voneinander zu trennen. Während der Patient entspannt, hält der Therapeut die Traktion aufrecht, eventuell vergrössert er sie. Die Gelenkflächen werden auf diese Weise voneinander getrennt und die werkürzten Strukturen werden gedehnt. Dieses ermöglicht eine weitere Bewegung in Richtung der eingeschränkten Bewegung, und der Therapeut wiederholt die Prozedur, bis eine deutliche Vergrösserung des Bewegungsumfanges erkennbar ist.

2. Die gängigste Methode, die wir empfehlen wollen, wie sie in diesem Buch beschrieben und auf der entsprechenden Videokassette gezeigt wird, lässt sich am besten folgendermassen erklären: Der Therapeut führt das Gelenk, so weit es geht, in die eingeschränkte Bewegungsrichtung; der Patient wird aufgefordert dagegenzuhalten, sodass eine isometrische Kontraktion des oder der Muskeln entsteht, die gedehnt werden sollen. Der Patient und der Therapeut „halten einander

das Gleichgewicht'', sodass keine Bewegung im Gelenk erfolgt. Während der Patient entspannt, kann:

a) der Therapeut eine leichte Traktion ausführen, worauf der Patient aktiv das Gelenk weiter in die eingeschränkte Richtung führt. Das eignet sich besonders, wenn die Bewegung schmerzhaft ist und/oder der Patient Schmerzen fürchtet.

b) der Therapeut das Gelenk weiter in die eingeschränkte Richtung führen.

3. Die „passive" Methode, d h der Therapeut führt das Gelenk weiter in die eingeschränkte Bewegungsrichtung, während der Patient entspannt. Der Therapeut verharrt bis zu zwei Minuten oder länger in dieser Endstellung. Dieses kann zu Behandlung schwerer Kontrakturen notwendig sein, wo die Bindegewebskomponente besonders gedehnt werden muss.

Unabhängig von der angewendeten Methode muss man kontrollieren, dass eine Gleitbewegung im Gelenk möglich ist. Das gilt speziell, wenn man die „passive" Methode anwendet.

1.2. AUSFÜHRUNG der Technik Nr 2

1.2.1. Isometrische Kontraktion vor dem Dehnen

Der Therapeut führt die Extremität oder das Gelenk des Patienten in die eingeschränkte Bewegungsrichtung. Der Startpunkt in der Bewegungsbahn wird dort gewählt, wo der Patient am leichtesten dagegenhalten kann. Man kann dort beginnen, wo die verkürzten Strukturen die Bewegung abstoppen, der Patient aber „findet" oft leichter die Muskeln, die dagegenhalten sollen, wenn man etwas früher in der Bewegungsbahn beginnt. Der Patient wird nun aufgefordert, so kräftig dagegenzuhalten, dass keine Bewegung im Gelenk auftritt. Der Patient und der Therapeut sollen einander „im Gleichgewicht" halten. Ist die Kontraktion *schmerzfrei*, kann der Therapeut *während einiger Sekunden starken Widerstand* anlegen, sodass der Muskel des Patienten rasch ermüdet. Treten *Schmerzen* während der Kontraktion auf, sollte sowohl der Therapeut als auch der Patient *geringere Kraft* dafür über eine längere Zeitperiode (5-10 Sekunden) anwenden.

1.2.2. Entspannung und Dehnung

Der Patient entspannt nun die vorher kontrahierten Muskeln, worauf der Therapeut die Extremität/das Gelenk so weit wie möglich in die eingeschränkte Bewegungsrichtung führt, d h er dehnt. Falls dabei Schmerzen auftreten oder der Patient dieses befürchtet, kann der Therapeut den Patienten auffordern, nach dem Abspannen die Extremität/das Gelenk selbst in die eingeschränkte Bewegungsrichtung zu führen. Wie sich gezeigt hat, können Bewegungsschmerzen bedeutend vermindert werden, wenn der Therapeut gleichzeitig Traktion und/oder leichten Widerstand ausübt, während der Patient die Bewegung aktiv durchführt.

Nach dieser ersten Dehnung ersucht der Therapeut den Patienten, in dieser Stellung dagegenzuhalten und der Therapeut dehnt nochmalig auf dieselbe Weise. Dieses wird so lange wiederholt, bis der gewünschte Bewegungsausschlag erreicht ist oder man wenigstens eine deutliche Verbesserung erreicht hat. In manchen Fällen hat es sich notwendig erwiesen, dieses Dehnen bis zu zwei Minuten lang in der Endlage aufrechtzuerhalten, um eine echte Verbesserung zu erreichen.

Danach soll der Therapeut den Patienten ersuchen, die Antagonisten zu kontrahieren. Diese können nämlich aufgrund der Hemmung inaktiv und geschwächt sein und bedürfen der Stimulans und eventuell des Stärketrainings. Man verlangt von den Muskeln, dass sie den Bewegungsausschlag kontrollieren und das Gelenk in jeder Lage „sperren" können. Ein Stimulieren der Antagonisten sollte also jedem Muskeldehnen nachfolgen.

Soll das Dehnen effektiv sein, muss der Patient in den verkürzten Strukturen ein deutliches Gefühl des Dehnens empfinden, eventuell sogar Schmerz, aber auf eine „angenehme" Weise. Während des Dehnens darf der Patient *nicht an einer anderen Stelle Schmerz empfinden!* Dieses Dehnen kann von Krankengymnasten und/oder Ärzten, eventuell auch von Turnlehrern, Sportinstruktören und Trainern ausgeführt werden. Sie sollten täglich durchgeführt werden, eventuell mehrmals täglich, dann jedoch nicht so kräftig. Dehnt man jeden zweiten Tag, kann man stärker dehnen. Der Patient soll lernen, mehrmals täglich selbst das Dehnen auszuführen.

Wenn man nach wiederholten Kontraktionen und Dehnungen keine Zunahme des Bewegungsumfanges verzeichnen kann, sind es vermutlich andere Strukturen als Muskeln, die behindern. In diesem Fall sollte man die Gleitbewegung im Gelenk neuerlich untersuchen. Ist sie eingeschränkt, soll man das Gelenk mobilisieren (siehe Freddy M Kaltenborn: „Manuelle Therapie der Extremitätengelenke''). Muskeldehnen und Gelenksmobilisieren muss ständig Hand-in-Hand gehen. Ist die Gleitbewegung im Gelenk auch normal, sind es andere Strukturen, die passiv gedehnt werden müssen. Es kann notwendig sein, das Dehnen bis zu zwei Minuten in der Endlage aufrechtzuerhalten.

1.3.   ERKLÄRUNGEN

Im Folgenden werden die verschiedenen Ausgangslagen zum richtigen Dehnen von verkürzten Strukturen eingehend beschrieben. Die Behandlungsbeispiele werden konsequent an der rechten Seite des Patienten demonstriert. „P'' ist die Verkürzung für Patient und „T'' für Therapeut. Jegliche Form der Fixation (mit der Hand, einem Gurt etc) ist auf den Bildern mit einem Kreuz markiert. Die Kreuze sind so placiert, dass die Stelle der Fixierung deutlich erkennbar ist. Alle Pfeile bedeuten die Dehnungsrichtungen. Jede Beschreibung ist in Ausgangsstellung, Handfassung und Ausführung unterteilt. Die Ausgangsstellung und Handfassung sind im Detail beschrieben. Bei der Ausführung ist das richtige Tempo wichtig, und es soll eine der oben beschriebenen Techniken angewendet werden, damit eine maximale Dehnung, d h Ursprung und Ansatz des Muskels werden maximal voneinander entfernt, erreicht wird. Den Beschreibungen folgen immer zwei Bilder. Bild a = Ausgangsstellung: das Bild weist in den meisten Fällen auf die eingeschränkte Beweglichkeit hin (verkürzte Muskeln oder andere Strukturen). Bild b = Endstellung: das Bild zeigt in den meisten Fällen einen normalen Bewegungsausschlag (maximal gedehnte Muskeln und andere Strukturen). Das Dehnen wird durch die Anwendung eines spezialkonstruierten Behandlungstisches, dessen erschiedene Möglichkeiten auf der Seite 172 demonstriert wird, erleichtert.

Vor allem werden die Muskeln erwähnt, die von besonderer Bedeutung für das behandelte Gelenk sind. Maximaler Bewegungsausschlag in einem oder mehreren Gelenken einer Extremität verursacht auch eine Mitbewegung in anderen Gelenken. Eine Bewegungseinschränkung in diesen Gelenken begrenzt selbstverständlich auch die Bewegungsfreiheit des Armes/Beines gegenüber dem Körper.

Die Muskelfunktionen, die hier und in den üblichen Anatomiebüchern beschrieben werden, gehen von den anatomischen Ausgangsstellungen aus. Kommt man in einem Gelenk zu einer extremen Endlage, kann hingegen der Fall eintreten, dass die Muskelfunktionen völlig anders werden; eventuell umgekehrt, wie sie den beschriebenen anatomischen Ausgangsstellungen entsprechen. Es kann daher notwendig sein, aus verschiedenen Ausgangslagen heraus zu dehnen, um einen normalen Bewegungsumfang in allen Richtungen zu erhalten. Als Beispiel kann angeführt werden, dass die meisten Adduktoren das Hüftgelenk in der anatomischen Ausgangsstellung beugen, bei maximaler Beugung im Hüftgelenk hingegen als Strecker wirken. Am Ende des Buches findet man ein Muskelschema, das die bewegungshindernden Funktionen der verschiedenen Muskeln aufzeigt. Dabei werden diese Gegebenheiten berücksichtigt.

Ein Beispiel, wie das Buch klinisch angewendet werden kann: die Patientin kann den BH nicht am Rücken verschliessen. Die Ursache kann eine Behinderung der Extension, Adduktion und Innenrotation im Schultergelenk sein. Laut Inhaltsverzeichnis findet man diese Funktionseinschränkung auf der Seite 30 beschrieben. Auf dieser und den folgenden Seiten wird die Funktion der behinderten Muskeln beschrieben und die geeignete Technik für Entspannung-Dehnung.

Um dieses Buch richtig zu verstehen und den grösstmöglichen Nutzen zu haben — und somit den Patienten am besten zu helfen — ist es eine *absolute* Notwendigkeit, spezifisch testen zu können, ein gediegenes Wissen in Anatomie, Physiologie, Gelenkmechanik, Muskelfunktion und spezifischer Gelenkmobilisierung zu haben.

Als Ergänzung zu diesem Buch gibt es auch Videokassetten, die durch den Verlag bezogen werden können.

2. Spezifische Techniken bei Entspannung-Dehnung von Strukturen der OBEREN EXTREMITÄTEN.

2.1. DAS SCHULTERGELENK

2.1.1. Allgemeine Hinweise, die die Schultergelenke betreffen.

A. Während der Dehnung der Muskeln des Schultergürtels soll P, um die Halswirbelsäule (HWS) zu schonen, diese ständig und in allen Lagen gestreckt halten, indem er das Kinn einzieht.

B. Um zu verhindern, dass der Arm des P während des Dehnens durch den Behandlungstisch behindert wird, soll das Schultergelenk des P in der Ebene des Tischrandes, eventuell ein wenig darüber hinausragend, liegen. Auch eine stützende Unterlage zwischen den Schulterblättern ist zu empfehlen.

C. Es werden hier Muskeln und andere Strukturen angeführt, die die Beweglichkeit des Armes im Verhältnis zum Rumpf und zum Schulterblatt behindern. Man kann ja freie Beweglichkeit des Armes gegenüber dem Rumpf haben, z B bei hypermobiler Scapula, trotz eingeschränkter Beweglichkeit zwischen Scapula und Humerus. Anderseits kann man eingeschränkte Beweglichkeit des Armes gegenüber dem Rumpf haben, z B bei Verkürzung von M latissimus dorsi oder M pectoralis major, trotz vollen Bewegungsvermögens zwischen Scapula und Humerus. Wenn auch z B die Beweglichkeit im Schultergelenk in irgend einer Richtung eingeschränkt und der Arm fixiert ist, behindert das natürlich eine Bewegung des Körpers in die entgegengesetzte Richtung im Verhältnis zum Arm.

2.1.2. Entspannung-Dehnung von Muskeln und anderen Strukturen, die *die Flexion* im Schultergelenk behindern (oder eine Bewegung des Körpers in die entgegensetzte Richtung im Verhältnis zum Arm, d h bei „fixiertem" Arm).

Folgende Muskeln können in Betracht kommen:

a. M pectoralis major	**Funktion:** Adduktion und Innenrotation im Schultergelenk. In Flexion extendiert und in Extension flektiert er ein wenig im Schultergelenk. Adduziert den Arm gegenüber dem Rumpf in der Horizontalebene.
b. M latissimus dorsi	**Funktion:** Extension, Adduktion, Innenrotation im Schultergelenk. Senkt den Schultergürtel.
c. M teres major	**Funktion:** Extension, Adduktion und Innenrotation des Armes gegenüber der Scapula.
d. M pectoralis minor	**Funktion:** Senkt die hochgezogene Schulter. Zieht die Schulter nach Ventral-Caudal. Hilft die Scapula am Thorax zu halten.
e. M subclavius	**Funktion:** Senkt die Clavicula und stabilisiert sie während der Bewegung im Schultergelenk. Bei fixierter Schulter kann er Costa 1 heben.

(Theoretisch kämen auch folgende Muskeln als Behinderung in Frage:
M deltoideus — pars spinalis, M triceps — caput longum, M levator scapulae, Mm rhomboidei, M trapezius, M teres minor und Mm spinalis der gleichen Seite.)

2.1.2.1. Entspannung-Dehnung des M pectoralis major, pars abdominalis, bilaterale Dehnung.

Das Dehnen wird in der Stellung ausgeführt, in der die Bewegung am meisten eingeschränkt ist. Man erhält den besten Dehnungseffekt, wenn man gleichzeitig in der Längsrichtung des Oberarmes zieht. Mit dem Arm schräg nach aussen-oben erhält man eine einigermassen gleichwertige Dehnung des gesamten Muskels.

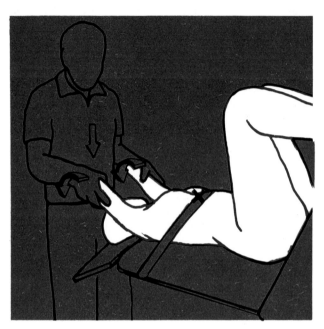

Fig 1 a. Ausgangsstellung.

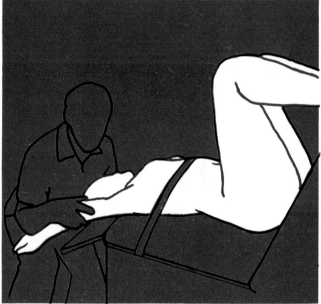

Fig 1 b. Endstellung.

Ausgangsstellung: P in Rückenlage, eventuell mit gebeugten Hüft- und Kniegelenken zum Fixieren der Lendenwirbelsäule (LWS) und Brustwirbelsäule (BWS) und um eine Lordosierung in der LWS zu verhindern. Der Thorax ist mit Hilfe eines Gurtes fixiert. Ein festes Kissen wird entlang der Wirbelsäule untergelegt. Zum Schutz der HWS soll P das Kinn anziehen und ausserdem eine Stütze für Nacken und Kopf haben. T steht frontal hinter dem Kopf des P.

Handfassung: T fasst mit beiden Händen etwas proximal der Ellbogengelenke. (T kann auch die Unterarme oder Hände des P fassen, falls dieser besonders stark ist.) Die Arme des P werden in Aussenrotation gehalten.

Ausführung: Mit dieser Handfassung langsam stufenweise maximale Flexion in den Schultergelenken.

Anmerkung: Dabei werden auch der M latissimus dorsi, M teres major und M pectoralis minor gedehnt.

≠: Add., ƆR Schultergel.

2.1.2.2. Entspannung-Dehnung des M pectoralis major, pars abdominalis, unilaterale Dehnung.

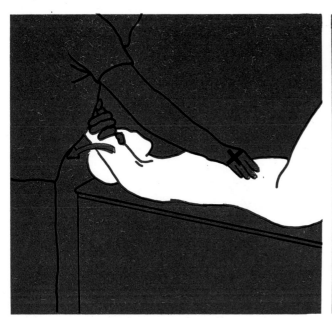 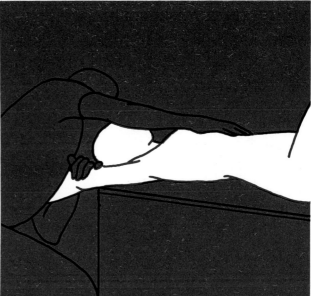

Fig 2 a. Ausgangsstellung.   Fig 2 b. Endstellung.

Ausgangsstellung: P in Rückenlage, eventuell mit gebeugten Hüft- und Kniegelenken zum Fixieren der LWS und BWS und um eine Lordosierung in der LWS zu verhindern. Ein festes Kissen wird entlang der Wirbelsäule untergelegt. Zum Schutz der HWS soll P das Kinn anziehen und ausserdem eine Stütze für Nacken und Kopf haben. T steht schräg zum Kopf des Patienten.

Handfassung: T fasst mit der linken Hand von medial kommend etwas proximal des rechten Ellbogengelenkes. Der Unterarm des P liegt längs der Innenseite des Armes des T. Der rechte Arm des P ist maximal nach aussen rotiert. Die rechte Hand des T fixiert über dem ventralen Thorax rechts.

Ausführung: Mit dieser Handfassung langsam stufenweise maximale Flexion im Schultergelenk.

Anmerkung: Die Stabilisierung des Thorax fällt leichter, wenn man beide Seiten gleichzeitig dehnt. Hier werden auch der rechte M latissimus dorsi, M teres major und M pectoralis minor gedehnt.

2.1.2.3.   Entspannung-Dehnung des M. pectoralis major, pars sternocostalis, bilaterale Dehnung.

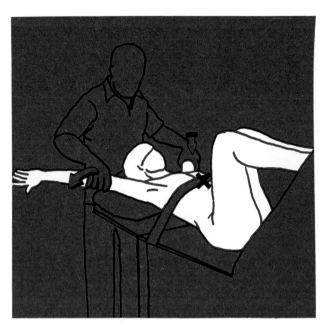 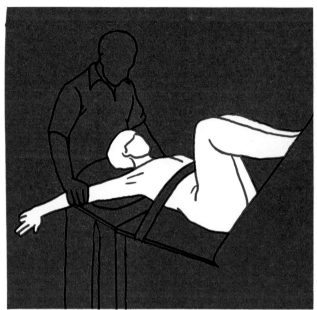

Fig 3 a. Ausgangsstellung.   Fig 3 b. Endstellung.

Ausgangsstellung: P in Rückenlage, eventuell mit gebeugten Hüft- und Kniegelenken zum Fixieren der LWS und BWS und um eine Lordosierung in der LWS zu verhindern. Der Thorax ist mit einem Gurt fixiert. Es kann notwendig sein, ein festes, schmales, genügend hohes Kissen interscapular zu verwenden, damit der Arm bei Erreichung des maximalen Bewegungsausschlages nicht durch den Behandlungstisch gehindert wird. Zum Schutz der HWS soll P das Kinn anziehen und ausserdem eine Stütze für Nacken und Kopf haben. T steht frontal hinter dem Kopf des P.

Handfassung: T fasst mit beiden Händen etwas proximal der Ellbogengelenke. (T kann auch die Unterarme oder Hände des P fassen, falls dieser besonders stark ist.) Die Arme des P werden nach aussen rotiert und liegen zwischen maximaler Flexion und 90° Abduktion (wo es am meisten spannt).

Ausführung: Mit dieser Handfassung langsam stufenweise maximale Horizontalextension beider Arme.

2.1.2.4. Entspannung-Dehnung des M pectoralis major, pars sternocostalis, unilaterale Dehnung.

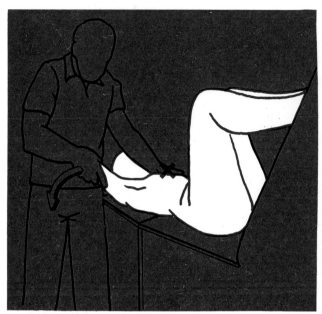 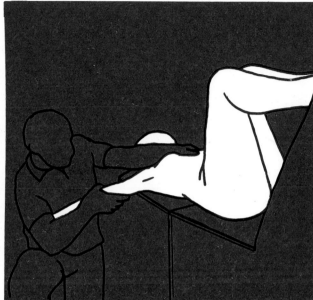

Fig 4 a. Ausgangsstellung. Fig 4 b. Endstellung.

Ausgangsstellung: P in Rückenlage, eventuell mit gebeugten Hüft- und Kniegelenken zum Fixieren der LWS und BWS und um eine Lordosierung in der LWS zu verhindern. Ein festes Kissen wird entlang der Wirbelsäule untergelegt. Zum Schutz der HWS soll P das Kinn anziehen und ausserdem eine Stütze für Nacken und Kopf haben. T steht mit der linken Seite neben dem Kopf des P.

Handfassung: T fasst mit der rechten Hand von medial kommend etwas proximal des rechten Ellbogengelenkes. Der Unterarm des P liegt längs der Innenseite des Armes des T. Der rechte Arm des P ist maximal nach aussen rotiert zwischen vollständiger Flexion und 90° Abduktion (wo es am meisten spannt). Die linke Hand fixiert über dem ventralen Thorax rechts.

Ausführung: Mit dieser Handfassung langsam stufenweise maximale Horizontalextension des rechten Armes.

Anmerkungen: Die Stabilisierung des Thorax fällt leichter, wenn man beide Seiten gleichzeitig dehnt.

2.1.2.5. Entspannung-Dehnung des M pectoralis major, pars clavicularis, bilaterale Dehnung.

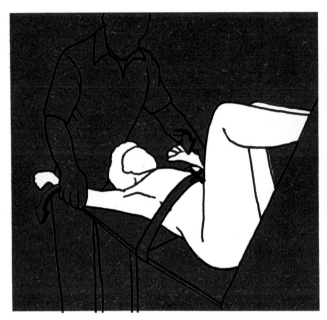 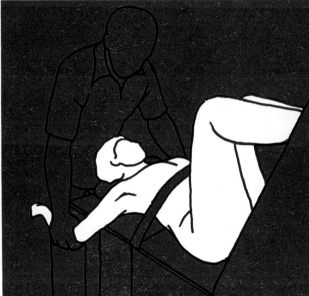

Fig 5 a. Ausgangsstellung.   Fig 5 b. Endstellung.

Ausgangsstellung: P in Rückenlage, eventuell mit gebeugten Hüft- und Kniegelenken zum Fixieren der LWS und BWS und um eine Lordosierung der LWS zu verhindern. Der Thorax ist fixiert durch einen Gurt. Es kann notwendig sein, ein festes, schmales, genügend hohes Kissen interscapular zu legen, damit bei maximalem Bewegungsausschlag der Arm nicht durch den Behandlungstisch behindert wird. Zum Schutz der HWS soll P das Kinn anziehen und ausserdem eine Stütze für Nacken und Kopf haben. T steht frontal hinter dem Kopf des P.

Handfassung: T fasst mit beiden Händen etwas proximal der Ellbogengelenke. (T kann auch die Unterarme oder Hände des P fassen, falls dieser besonders stark ist. Hat T grosse Hände, kann er die Ellbogen/Unterarme des P zwecks maximaler Aussenrotation umfassen.) Die Arme des P werden in etwas weniger als 90° Abduktion gehalten, die Ellbogengelenke etwa 90° gebeugt.

Ausführung: Mit dieser Handfassung langsam stufenweise maximale Horizontalextension beider Arme.

2.1.2.6. Entspannung-Dehnung des M pectoralis major, pars clavicularis, unilaterale Dehnung.

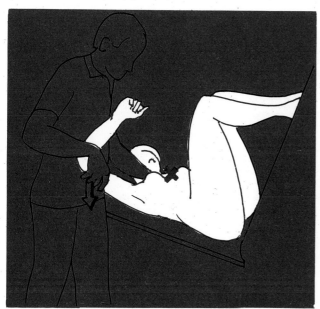 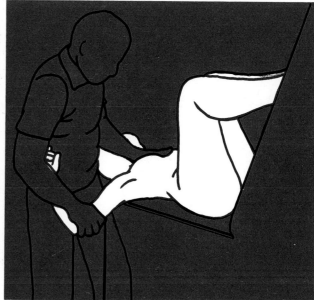

Fig 6 a. Ausgangsstellung.   Fig 6 b. Endstellung.

Ausgangsstellung: P in Rückenlage, eventuell mit gebeugten Hüft- und Kniegelenken zum Fixieren der LWS und BWS und um eine Lordosierung in der LWS zu verhindern. Ein festes Kissen wird längs der Wirbelsäule untergelegt. Zum Schutz der HWS soll P das Kinn anziehen und ausserdem eine Stütze für Nacken und Kopf haben. T steht mit der linken Seite neben dem Kopf des P.

Handfassung: T fasst mit der rechten Hand von medial kommend etwas proximal vom rechten Ellbogengelenk des P. Der Unterarm des P liegt längs der Innenseite des Armes des T. Der rechte Arm des P ist maximal nach aussen rotiert aber in etwas weniger als 90° Abduktion (wo es am meisten spannt). Die linke Hand fixiert über der Clavicula und dem Manubrium Sterni.

Ausführung: Mit dieser Handfassung langsam stufenweise maximale Horizontalextension des rechten Armes.

Anmerkung: Die Stabilisierung des Thorax fällt leichter, wenn man beide Seiten gleichzeitig dehnt. Der M pectoralis major kann auch in sitzender Stellung gedehnt werden und zwar mit einer Stütze längs der WS (Lehne, Kissen, Knie des T) und bei maximaler Flexion in den Hüftgelenken.

12

2.1.2.7. Entspannung-Dehnung des M latissimus dorsi, bilaterale Dehnung.

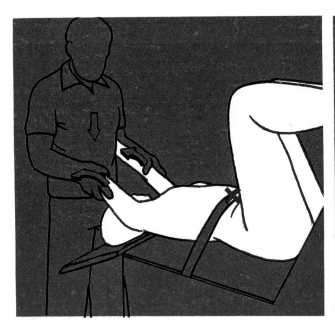 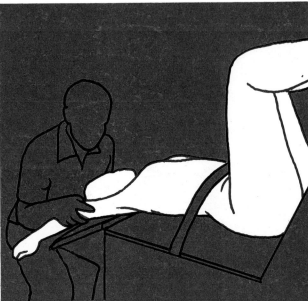

Fig 7 a. Ausgangsstellung.   Fig 7 b. Endstellung.

Ausgangsstellung: P in Rückenlage, eventuell mit gebeugten Hüft- und Kniegelenken zum Fixieren der LWS und BWS und um eine Lordosierung in der LWS zu verhindern. Bei Bedarf kann auch ein Gurt angewendet werden. Die Arme werden in maximaler Aussenrotation und in nahezu maximaler Flexion gehalten. T steht frontal hinter dem Kopf des P.

Handfassung: T fasst mit beiden Händen etwas proximal der Ellbogengelenke des P. (T kann auch die Unterarme oder Hände des P halten, falls dieser besonders stark ist.) Die Arme des P sind in maximaler Aussenrotation.

Ausführung: Mit dieser Handfassung werden die Arme langsam stufenweise in maximale Flexion gebracht.

Anmerkung: Zum Schutz des Schultergelenkes und für eine bestmögliche Dehnung soll man gleichzeitig eine Traktion in der Längsrichtung der Oberarme ausüben. Dabei werden auch die Mm pectoralis major und minor samt M teres major gedehnt. Die Fixierung der LWS mit Hilfe eines Gurtes wird noch effektiver, wenn P die Hüftgelenke maximal gebeugt hat und der Gurt um die Dorsalseite der Oberschenkel nahe der Kniekehle fixiert.

F: Ext, Addl., IR Schultergel
Senkt den Schultergürtel

2.1.2.8. Entspannung-Dehnung des M latissimus dorsi, unilaterale Dehnung.

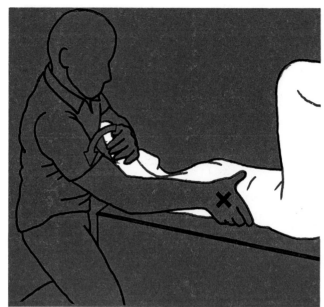 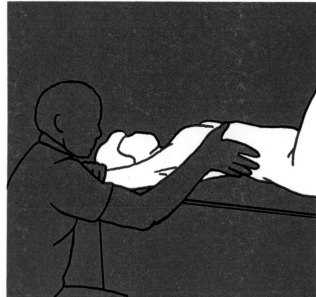

Fig 8 a. Ausgangsstellung.   Fig 8 b. Endstellung.

Ausgangsstellung: P in Rückenlage, eventuell mit gebeugten Hüft- und Kniegelenken zum Fixieren der LWS und BWS und um eine Lordosierung in der LWS zu verhindern. Ein festes Kissen kann entlang der Wirbelsäule untergeschoben werden. Zum Schutz der HWS soll P das Kinn anziehen und ausserdem eine Stütze für Nacken und Kopf haben. T steht schräg neben dem Kopf des P.

Handfassung: T fasst mit der linken Hand von medial kommend etwas proximal um das rechte Ellbogengelenk des P. Der Unterarm des P liegt längs der Innenseite des Armes des T. Der Arm des P ist maximal aussenrotiert. Die rechte Hand des T fixiert den Thorax des P auf der rechten Seite. Ist P sehr stark, kann T mit seiner linken Hand die rechte Hand des P halten und mit seiner rechten Hand etwas proximal vom Ellbogen fassen.

Ausführung: Mit dieser Handfassung langsam stufenweise maximale Flexion und Aussenrotation im Schultergelenk, indem T in der Längsrichtung des Oberarmes zieht und gleichzeitig den Arm in Richtung Fussboden führt.

Anmerkung: Die Stabilisierung des Thorax ist einfacher, wenn man beide Seiten gleichzeitig dehnt.

2.1.2.9. Entspannung-Dehnung des M teres major.

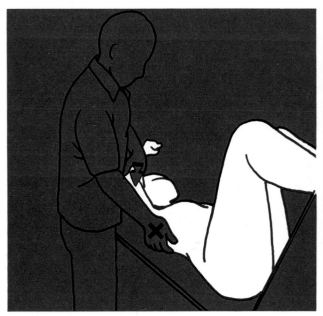 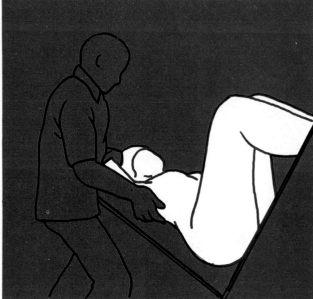

Fig 9 a. Ausgangsstellung.   Fig 9 b. Endstellung.

Ausgangsstellung: P in Rückenlage mit gebeugten Hüft- und Kniegelenken. Der rechte Arm des P wird in Flexion und in maximaler Aussenrotation im Schultergelenk gehalten. T steht frontal an der rechten Seite des P.

Handfassung: T fasst mit der linken Hand von medial kommend etwas proximal vom Ellbogengelenk des P. Der Unterarm des P liegt längs der Innenseite des Armes des T. Die rechte Hand des T hält den Margo lateralis und fixiert dadurch die Scapula.

Ausführung: Mit dieser Handfassung führt T den Arm langsam stufenweise in maximale Flexion und Aussenrotation im Schultergelenk.

Anmerkung: Bis zu einem gewissen Grad kann man die M latissimus dorsi und pectoralis major ausschalten, indem man keinen Längszug ausübt.

F: Ext., Add., IR des Armes

2.1.2.10.   Entspannung-Dehnung des M pectoralis minor.

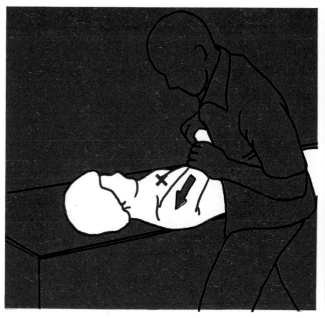 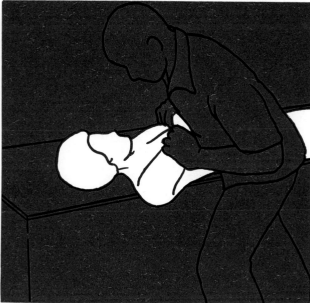

Fig 10 a. Ausgangsstellung.   Fig 10 b. Endstellung.

Ausgangsstellung: P in Rückenlage, die rechte Scapula ragt über den Rand des Behandlungs-tisches. Der Oberarm ist innenrotiert, etwas adduziert und weniger als 90° im Schultergelenk flektiert. Das Ellbogengelenk ist gebeugt. T steht an der rechten Seite des P dem Gesicht des P zugewendet.

Handfassung: T fasst mit der linken Hand etwas proximal vom Ellbogengelenk des P und mit der rechten etwas proximal vom Handgelenk. Der Unterarm des P liegt an der Brust des T.

Ausführung: Mit dieser Handfassung wird der Schultergürtel langsam stufenweise nach kra-nial-dorsal geführt, indem T mit dem Gewicht seines Oberkörpers gegen den Unterarm des P drückt.

F: Senkt die hochgezogene Schulter,
zieht d. Schulter nach ventral-caudal
hält die Scapula am Thorax

2.1.2.11. Entspannung-Dehnung des M subclavius.

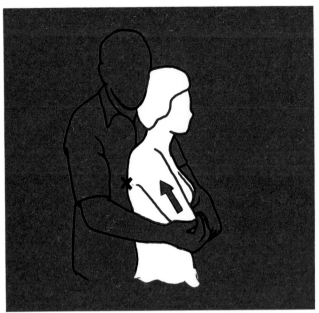

Fig 11 a. Ausgangsstellung.

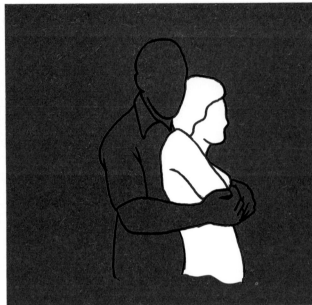

Fig 11 b. Endstellung.

Ausgangsstellung: P sitzt, den rechten Arm abgewinkelt, den Unterarm vor der Brust. T steht hinter dem P.

Handfassung: T fasst mit beiden Händen den Unterarm und Ellbogen des P.

Ausführung: Mit dieser Handfassung führt T die Schulter des P langsam stufenweise nach kranial.

Anmerkung: Während T die Schulter des P nach kranial führt, kann dieser gleichzeitig aus-atmen. (Costa I wird während der Exspiration gesenkt.) Siehe auch Teil II, Seite 61 und 62. Hierbei wird ebenso der M deltoideus, pars acromialis, und M supraspinatus gedehnt.

#: Senkt die Clavicula u. stabilisiert sie während der Bewegung im Schultergelenk.
Bei fixierter Schulter kann er Costa I heben.

2.1.3. Entspannung-Dehnung von Muskeln und anderen Strukturen, die *die Flexion, Adduktion* und *Innenrotation* im Schultergelenk behindern (oder die Bewegung des Körpers in der entgegengesetzten Richtung zum Arm, d h mit „fixiertem" Arm).

Folgende Muskeln können in Betracht kommen:

a. M deltoideus, pars spinalis   **Funktion:** Extension, Adduktion und Aussenrotation im Schultergelenk.

b. M teres minor   **Funktion:** Aussenrotation und Extension im Schultergelenk.

c. M infraspinatus   **Funktion:** Aussenrotation im Schultergelenk.

d. M trapezius, pars transversa   **Funktion:** Zieht die Scapula nach medial.

e. Mm rhomboidei   **Funktion:** Ziehen die Scapula kranial und medial, sowie Rotation des Angulus inferior scapulae nach medial.

f. M triceps brachii, caput longum   **Funktion:** Adduktion und Extension im Schultergelenk, Extension im Ellbogengelenk.

2.1.3.1. Entspannung-Dehnung des M deltoideus, pars spinalis.

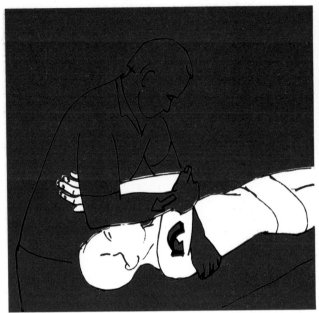 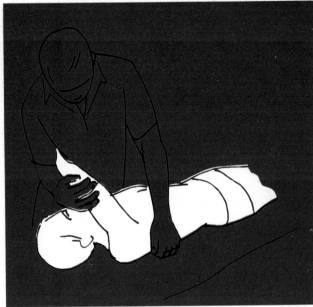

Fig 12 a. Ausgangsstellung.   Fig 12 b. Endstellung.

Ausgangsstellung: P in Rückenlage, Knie- und Hüftgelenke gebeugt. Der Arm des P wird in etwa 90° Flexion im Schultergelenk gehalten. T steht beim Kopfende schräg an der linken Seite des P.

Handfassung: T fasst mit der rechten Hand das Ellbogengelenk des P von dorsal. Die Dorsalseite des Unterarms des P liegt längs der Medialseite des Unterarmes des T. Die linke Hand fixiert den Margo lateralis scapulae.

Ausführung: Mit dieser Handfassung langsam stufenweise maximale Flexion, Adduktion (über, eventuell hinter dem Kopf des Patienten) und Innenrotation im Schultergelenk.

7 : Ext, Add., AR in Schultergel.

2.1.3.2.   Entspannung-Dehnung des M teres minor.

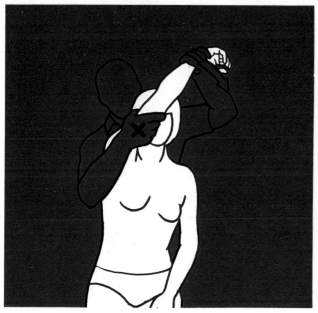 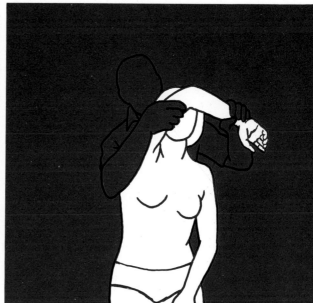

Fig 13 a. Ausgangsstellung.   Fig 13 b. Endstellung.

Ausgangsstellung: P sitzt. Der rechte Arm des P wird vor das Gesicht geführt, das Ellbogengelenk 90° gebeugt. T steht hinter dem P.

Handfassung: T fasst mit der linken Hand den Unterarm des P nahe dem Handgelenk, mit der rechten Hand den Oberarm etwas proximal des Ellbogengelenkes. Der Unterarm des T stützt den Oberarm des P.

Ausführung: Mit dieser Handfassung langsam stufenweise maximale Innenrotation im Schultergelenk.

Anmerkung: Hierbei wird auch der M deltoideus, pars spinalis, und M infraspinatus gedehnt.

F : AR, Ext. im Schultergel.

2.1.3.3. Entspannung-Dehnung des M infraspinatus.

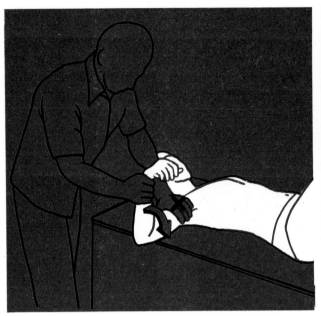 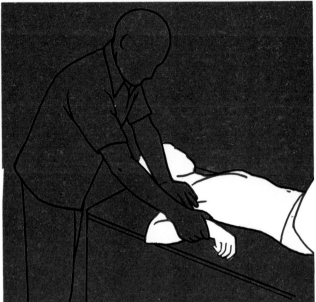

Fig 14 a. Ausgangsstellung. Fig 14 b. Endstellung.

Ausgangsstellung: P in Rückenlage. Der rechte Arm 90° abduziert und 90° im Ellbogengelenk gebeugt. T steht frontal zum Kopfende.

Handfassung: T fasst mit der rechten Hand den Unterarm des P nahe dem Handgelenk. Die linke Hand fixiert die Schulter von ventral.

Ausführung: Mit dieser Handfassung langsam stufenweise maximale Innenrotation im Schultergelenk.

Ŧ : AR im Schultergel.

2.1.3.4.   Entspannung-Dehnung des M trapezius, pars transversa.

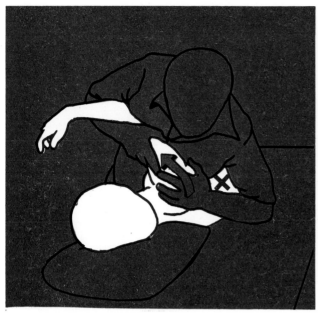 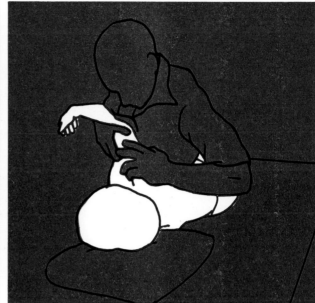

Fig 15 a. Ausgangsstellung.   Fig 15 b. Endstellung.

Ausgangsstellung: P liegt auf der linken Seite. Der rechte Arm ist etwa 90° im Schultergelenk flektiert. T steht seitlich vor dem P.

Handfassung: T legt die linke Hand dorsal auf die Scapula und fasst den Margo medialis. Die rechte Hand fasst den Oberarm des P.

Ausführung: Mit dieser Handfassung führt T die Scapula langsam stufenweise maximal nach ventral und lateral.

⧣ : zieht d. Scapula nach medial

2.1.3.5.   Entspannung-Dehnung der Mm rhomboidei major und minor. P in Bauchlage.

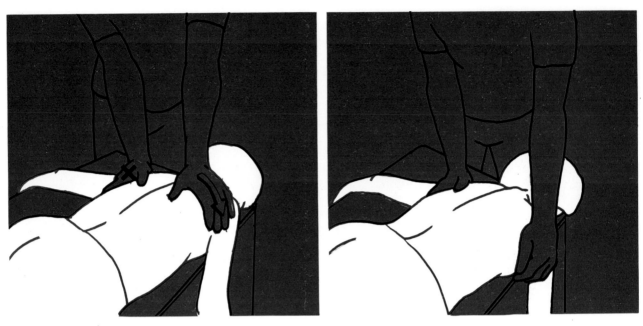

Fig 16 a. Ausgangsstellung.   Fig 16 b. Endstellung.

Ausgangsstellung: P in Bauchlage. Der rechte Arm hängt über die Kante des Behandlungstisches. T steht frontal zum Kopfende.

Handfassung: T legt die linke Hand dorsal auf die Scapula mit dem Thenar längs des Margo medialis. Die rechte Hand fixiert den Thorax des P auf der linken Seite.

Ausführung: Mit dieser Handfassung führt T die Scapula langsam stufenweise maximal nach lateral, ventral und kaudal.

Anmerkung: Hierbei wird auch der M trapezius, pars transversa, gedehnt.

‡: Ziehen Scapula nach cranial u. medial, sowie Rot. des Angulus inferior scapulae nach medial

2.1.3.6. Entspannung-Dehnung der Mm rhomboidei major und minor. P in Seitenlage.

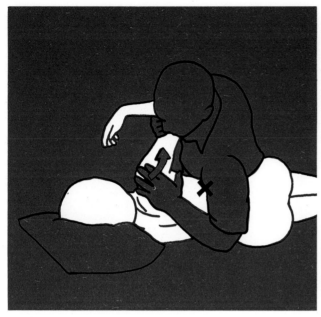 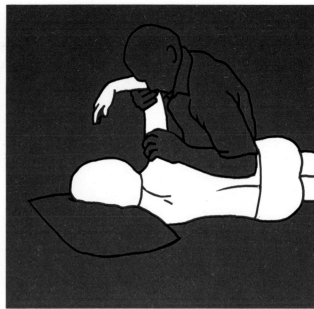

Fig 17 a. Ausgangsstellung. Fig 17 b. Endstellung.

Ausgangsstellung: P liegt auf der linken Seite. Etwa 90° Flexion im Schultergelenk. T steht seitlich vor dem P.

Handfassung: T fasst mit der linken Hand den Margo medialis scapulae. Die rechte Hand hält den Oberarm des P etwas proximal des Ellbogengelenkes.

Ausführung: Mit dieser Handfassung führt T die Scapula langsam stufenweise maximal nach lateral, ventral und kaudal.

2.1.3.7. Entspannung-Dehnung des M triceps brachii, caput longum.

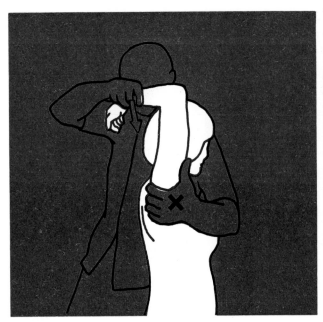 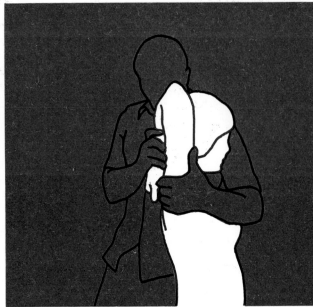

Fig 18 a. Ausgangsstellung.   Fig 18 b. Endstellung.

Ausgangsstellung: P sitzt. Maximale Flexion und Adduktion im Schultergelenk und Flexion im Ellbogengelenk. T steht seitlich hinter dem P.

Handfassung: T fasst mit der rechten Hand den Unterarm des P etwas proximal des Handgelenkes. Die linke Hand umfasst das Schultergelenk von lateral.

Ausführung: Mit dieser Handfassung langsam stufenweise maximale Flexion im Ellbogengelenk.

F : Add., Ett. im Schultergel.
Ett. im Ellbogengel.

2.1.3.8. Entspannung-Dehnung des M triceps brachii, caput longum. Seitenlage.

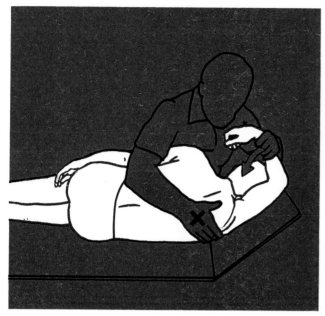 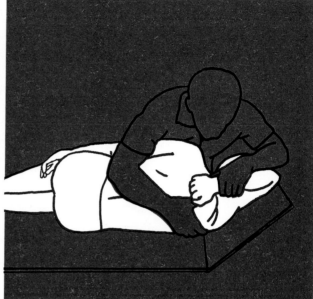

Fig 19 a. Ausgangsstellung.　　　　　Fig 19 b. Endstellung.

Ausgangsstellung: P liegt auf der rechten Seite mit maximaler Flexion im Schultergelenk. Das Kopfende des Behandlungstisches wird angehoben, sodass auch eine maximale Adduktion im Schultergelenk zustande kommt. T steht frontal vor dem P.

Handfassung: T fasst mit der linken Hand den rechten Unterarm des P etwas proximal des Handgelenkes. Die rechte Hand umfasst das Schultergelenk.

Ausführung: Mit dieser Handfassung langsam stufenweise maximale Flexion im Ellbogengelenk.

2.1.4.   Entspannung-Dehnung von Muskeln und anderen Strukturen, die *die Flexion, Adduktion* und *Aussenrotation* im Schultergelenk behindern (oder die Bewegung des Körpers in die entgegengesetzte Richtung zum Arm, d h mit ,,fixiertem'' Arm).

Folgende Muskeln können in Betracht kommen:

a. M pectoralis major	Siehe Seite 5 und nachfolgende Seiten.
b. M pectoralis minor	Siehe Seite 5 und 15.
c. M latissimus dorsi	Siehe Seite 5, 12 und 13.
d. M teres minor	Siehe Seite 17 und 19.
e. M infraspinatus	Siehe Seite 17 und 20.
f. M teres major	Siehe Seite 5 und 14.
g. M subscapularis	Siehe Seite 35 und 37.
h. M deltoideus, pars clavicularis	Siehe Seite 35.

2.1.5.   Entspannung-Dehnung von Muskeln und anderen Strukturen, die *die Flexion, Abduktion* und *Innenrotation* im Schultergelenk behindern (oder die Bewegung des Körpers in die entgegengesetzte Richtung zum Arm, d h mit „fixiertem" Arm).

Folgende Muskeln können in Betracht kommen:

2.1.6. Entspannung-Dehnung von Muskeln und anderen Strukturen, die *die Flexion, Abduktion* und *Aussenrotation* im Schultergelenk behindern (oder die Bewegung des Körpers in die entgegengesetzte Richtung zum Arm, d h mit „fixiertem" Arm).

Folgende Muskeln können in Betracht kommen:

a. M pectoralis major   Siehe Seite 5 und nachfolgende Seiten.

b. M pectoralis minor   Siehe Seite 5 und 15.

c. M latissimus dorsi   Siehe Seite 5, 12 und 13.

d. M teres major   Siehe Seite 5 und 14.

e. M subscapularis   Siehe Seite 35 und 37.

f. M coracobrachialis   Siehe Seite 35.

g. M biceps brachii, caput breve   Siehe Seite 35 und 36.

h. M deltoideus, pars
clavicularis   Siehe Seite 35.

2.1.7. Entspannung-Dehnung von Muskeln und anderen Strukturen. die *die Extension* im Schultergelenk behindern (oder die Bewegung des Körpers in die entgegengesetzte Richtung zum Arm, d h mit ,,fixiertem'' Arm).

Folgende Muskeln können in Betracht kommen:

a. M trapezius	Siehe Seite 17, 21, 30 und 38.
b. M serratus anterior	Siehe Seite 30 und 31.
c. M deltoideus, pars clavicularis	Siehe Seite 35.
d. M coracobrachialis	Siehe Seite 35.
e. M pectoralis major	Siehe Seite 5 und nachfolgende Seiten.
f. M biceps brachii, caput breve	Siehe Seite 35 und 36.

2.1.8. Entspannung-Dehnung von Muskeln und anderen Strukturen, die *die Extension, Adduktion* und *Innenrotation* im Schultergelenk behindern (oder die Bewegung des Körpers in die entgegengesetzte Richtung zum Arm, d h mit „fixiertem" Arm).

Folgende Muskeln können in Betracht kommen:

a. M pectoralis major	Siehe Seite 5 und nachfolgende Seiten.
b. M deltoideus, pars clavicularis	Siehe Seite 35.
c. M coracobrachialis	Siehe Seite 35.
d. M biceps brachii, caput breve	Siehe Seite 35 und 36.
e. M teres minor	Siehe Seite 17 und 19.
f. M infraspinatus	Siehe Seite 17 und 20.
g. M trapezius, pars ascendens	**Funktion:** Zieht den Schultergürtel nach kaudal und rotiert den Angulus inferior scapulae nach lateral.
h. M serratus anterior	**Funktion:** Führt die Scapula am Thorax nach lateral und ventral. Dreht die Scapula, sodass bei Abduktion und Flexion im Schultergelenk die Cavitas glenoidale nach lateral, ventral und etwas kranial weist.

2.1.8.1. Entspannung-Dehnung des M trapezius, pars ascendens.

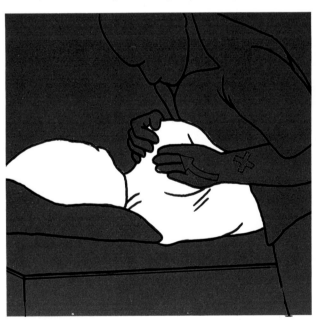 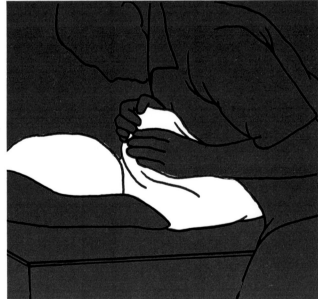

Fig 20 a. Ausgangsstellung.   Fig 20 b. Endstellung.

Ausgangsstellung: P liegt auf der linken Seite, den rechten Arm hinter dem Rücken. T steht seitlich hinter dem P.

Handfassung: T fasst mit der linken Hand den Margo lateralis scapulae und den Angulus inferior scapulae, mit der rechten Hand das Acromion, Processus coracoideus und Caput humeri. Mit seinem Körper fixiert er den rechten Arm des P.

Ausführung: Mit dieser Handfassung wird die Scapula langsam stufenweise maximal nach kranial-medial geführt und gleichzeitig so rotiert, dass die Cavitas glenoidale nach lateral-kaudal schaut.

Anmerkung: Dabei wird auch der M deltoideus, pars acromialis, und M supraspinatus gedehnt.

2.1.8.2.   Entspannung-Dehnung des M serratus anterior.

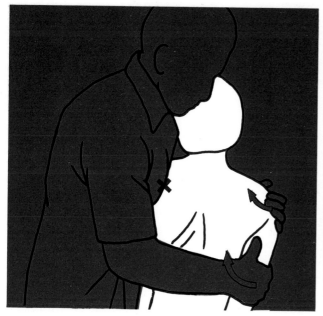 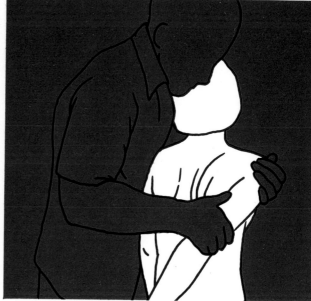

Fig 21 a. Ausgangsstellung.   Fig 21 b. Endstellung.

Ausgangsstellung: P sitzt. T steht an der linken Seite und stützt den Oberkörper des P gegen seine Brust.

Handfassung: T fasst mit der rechten Hand den Oberarm des P etwas proximal des Ellbogengelenkes. Der Arm des P ist nach innen rotiert und maximal adduziert. Mit der linken Hand hält T das rechte Schultergelenk des P von vorne.

Ausführung: Mit dieser Handfassung wird die Scapula langsam stufenweise maximal nach dorsal-medial und kranial geführt.

32

2.1.9. Entspannung-Dehnung von Muskeln und anderen Strukturen, die *die Extension, Adduktion* und *Aussenrotation* im Schultergelenk behindern (oder die Bewegung des Körpers in die entgegengesetzte Richtung zum Arm, d h mit „fixiertem" Arm).

Folgende Muskeln können in Betracht kommen:

a. M pectoralis major   Siehe Seite 5 und nachfolgende Seiten.

b. M deltoideus, pars clavicularis   Siehe Seite 35

c. M deltoideus, pars acromialis   **Funktion:** Abduktion im Schultergelenk.

d. M biceps brachii, caput longum   **Funktion:** Abduktion und Innenrotation im Schultergelenk, Flexion im Ellbogengelenk und Supination des Unterarmes.

e. M coracobrachialis   Siehe Seite 35

f. M supraspinatus   **Funktion:** Abduktion im Schultergelenk. Die Aussen- resp Innenrotation hängt von der Stellung des Schultergelenkes ab.

2.1.9.1. Entspannung-Dehnung des M biceps brachii, caput longum.

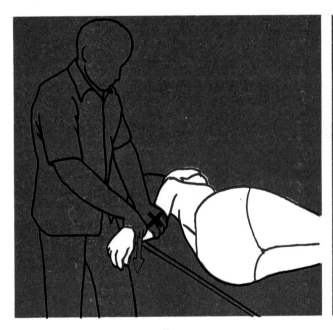
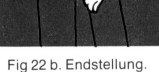

Fig 22 a. Ausgangsstellung.   Fig 22 b. Endstellung.

Ausgangsstellung: P liegt auf der linken Seite. Der rechte Oberarm ist maximal extendiert, aussenrotiert und adduziert, sodass der Sulcus intertubercularis nach lateral schaut. Der Unterarm ist maximal proniert, das Ellbogengelenk gebeugt. T steht neben dem Kopfende hinter dem P.

Handfassung: T fasst mit der rechten Hand den Unterarm des P nahe dem Handgelenk, mit der linken Hand proximal des Ellbogengelenkes.

Ausführung: Mit dieser Handfassung langsam stufenweise maximale Extension im Ellbogengelenk.

2.1.9.2.   Entspannung-Dehnung des M supraspinatus.

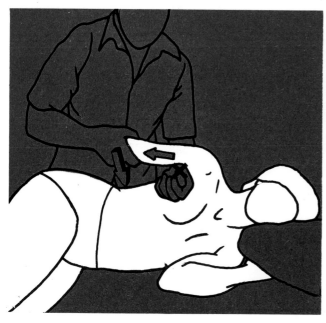 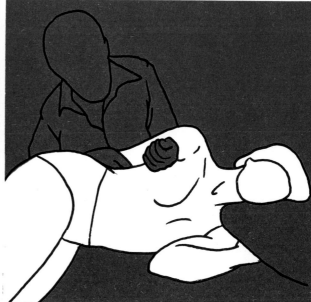

Fig 23 a. Ausgangsstellung.   Fig 23 b. Endstellung.

Ausgangsstellung: P liegt auf der linken Seite. Der rechte Arm ist leicht abduziert und extendiert sowie in Mittelstellung zwischen Innen- und Aussenrotation. T steht hinter dem P.

Handfassung: T fasst mit der rechten Hand den Oberarm des P etwas proximal des Ellbogen-
gelenkes nahe dem Ellbogen und hält den Unterarm des P zwischen seinem Unterarm und
Körper. Der linke Unterarm des T oder eventuell ein entsprechend grosses, rundes, festes
Kissen liegt in der Axilla des P.

Ausführung: Mit dieser Handfassung wird der rechte Oberarm des P langsam stufenweise in
maximale Adduktion hinter den Rücken des P gebracht, wobei T gleichzeitig einen Zug in der
Längsrichtung des Armes ausübt.

Anmerkung: Hierbei wird auch der M deltoideus, pars acromialis, gedehnt.

2.1.10. Entspannung-Dehnung von Muskeln und anderen Strukturen, die *die Extension, Abduktion* und *Innenrotation* im Schultergelenk behindern (oder die Bewegung des Körpers in die entgegengesetzte Richtung zum Arm, d h mit „fixiertem" Arm).

Folgende Muskeln können in Betracht kommen:

a. M deltoideus, pars clavicularis.	Siehe Seite 35.
b. M pectoralis major	Siehe Seite 5 und nachfolgende Seiten.
c. M coracobrachialis	Siehe Seite 35.
d. M biceps brachii, caput breve	Siehe Seite 35 und 36.
e. M biceps brachii, caput longum	Siehe Seite 32.
f. M serratus anterior	Siehe Seite 30 und 31.
g. M teres minor	Siehe Seite 17 und 19.
h. M infraspinatus	Siehe Seite 17 und 20.

2.1.11. Entspannung-Dehnung von Muskeln und anderen Strukturen, die *die Extension, Abduktion* und *Aussenrotation* im Schultergelenk behindern (oder die Bewegung des Körpers in die entgegengesetzte Richtung zum Arm, d h mit „fixiertem" Arm).

Folgende Muskeln können in Betracht kommen:

a. M pectoralis major   Siehe Seite 5 und nachfolgende Seiten.

b. M deltoideus, pars clavicularis   **Funktion:** Flexion, Innenrotation und Adduktion im Schultergelenk.

c. M coracobrachialis   **Funktion:** Flexion, Innenrotation und Adduktion im Schultergelenk.

d. M biceps brachii, caput breve   **Funktion:** Adduktion im Schultergelenk, Flexion im Ellbogengelenk, Supination des Unterarmes.

e. M subscapularis   **Funktion:** Innenrotation im Schultergelenk.

2.1.11.1. Entspannung-Dehnung des M deltoideus, pars clavicularis, und M coracobrachialis. Bilaterale Dehnung.

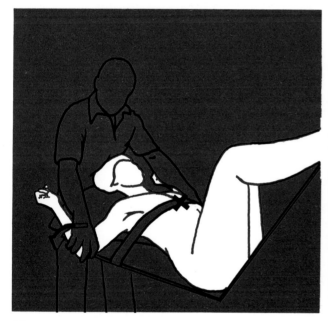 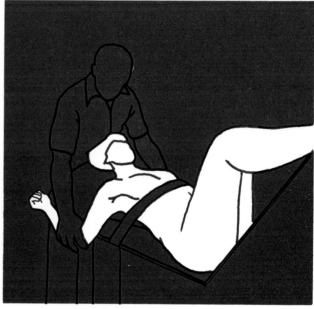

Fig 24 a. Ausgangsstellung.   Fig 24 b. Endstellung.

Ausgangsstellung: P in Rückenlage, mit gebeugten Hüft- und Kniegelenken zum Fixieren der LWS und BWS und um eine Lordosierung in der LWS zu verhindern. Der Thorax wird mit einem Gurt fixiert. Damit der Behandlungstisch die Arme bei einem maximalen Bewegungsausschlag nicht behindert, kann man ein festes, schmales, entsprechend hohes Kissen interscapular unterschieben. Zum Schutz der HWS soll P das Kinn anziehen und ausserdem eine Stütze für Nacken und Kopf haben. T steht frontal am Kopfende des Behandlungstisches.

Handfassung: T fasst die Ellbogen des P von medial. Die Arme des P werden in etwa 90° Abduktion und Aussenrotation gehalten. Beachte: Keine maximale Abduktion, um eine „close packed position" im Schultergelenk zu vermeiden (d h maximale Abduktion kombiniert mit maximaler Aussenrotation).

Ausführung: Mit dieser Handfassung langsam stufenweise maximale Horizontalextension im Schultergelenk.

Anmerkung: Kann ebenso im Sitzen ausgeführt werden. Hierbei wird auch der M pectoralis major und M subscapularis gedehnt.

2.1.11.2   Entspannung-Dehnung des M biceps brachii, caput breve.

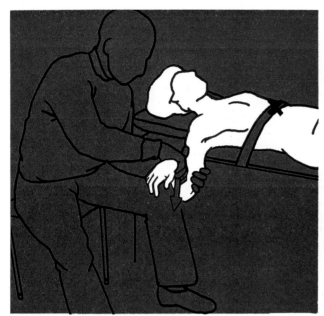 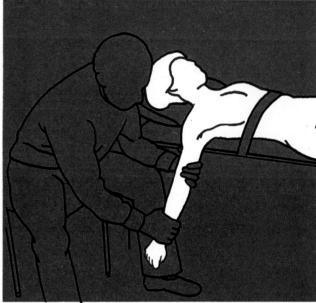

Fig 25 a. Ausgangsstellung.   Fig 25 b. Endstellung.

Ausgangsstellung: P in Rückenlage. Der Thorax ist mit einem Gurt fixiert. Der rechte Arm ist aussenrotiert und etwas weniger als 90° abduziert, gleichzeitig maximal extendiert. Das Ellbogengelenk ist gebeugt und der Unterarm maximal proniert. T sitzt neben dem Kopfende.

Handfassung: T fasst mit der rechten Hand den Unterarm des P nahe dem Handgelenk, mit der linken proximal des Ellbogengelenkes.

Ausführung: Mit dieser Handfassung langsam stufenweise maximale Extension im Ellbogengelenk.

2.1.11.3. Entspannung-Dehnung des M subscapularis.

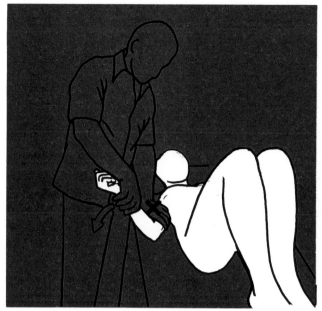 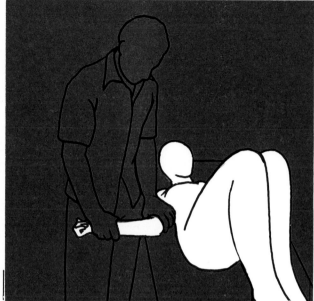

Fig 26 a. Ausgangsstellung.   Fig 26 b. Endstellung.

Ausgangsstellung: P in Rückenlage, der rechte Oberarm liegt am Körper, der Ellbogen ist 90° gebeugt. Eventuell kann der Thorax mit Hilfe eines Gurtes fixiert werden. T steht schräg neben dem Kopfende.

Handfassung: T fasst mit der rechten Hand etwas proximal vom Handgelenk des P. Die linke Hand fixiert den Oberarm etwas proximal des Ellbogengelenkes.

Ausführung: Mit dieser Handfassung langsam stufenweise maximale Aussenrotation im Schultergelenk.

Anmerkung: Die gleiche Behandlung kann ebenso mit dem Oberarm in beliebiger Abduktion ausgeführt werden. Um ein Spannen im M pectoralis zu vermeiden, kann ein Kissen unter die rechte Scapula geschoben werden, sodass der Schultergürtel angehoben wird.

2.1.12. Entspannung-Dehnung von Muskeln und anderen Strukturen, die *die Depression* des Schultergürtels mit fixiertem Kopf und fixierter HWS behindern.

Folgende Muskeln können in Betracht kommen:

a. M trapezius,
   pars descendens

Funktion: Bei fixiertem Kopf und fixierter HWS hebt er die Schultern. Bei fixierten Schultern beugt er Kopf und HWS zur gleichen Seite und rotiert gleichzeitig zur entgegengesetzten Seite. Bei beiderseitiger Funktion wird der Kopf nach hinten gebeugt.

b. M levator scapulae

Funktion: Bei fixiertem Kopf und fixierter HWS hebt er den Schultergürtel. Bei fixierter Scapula beugt und rotiert er die HWS zur gleichen Seite. Bei beiderseitiger Funktion resultiert eine Dorsalflexion in der HWS.

2.1.12.1. Entspannung-Dehnung des M trapezius, pars descendens. Seitenansicht.

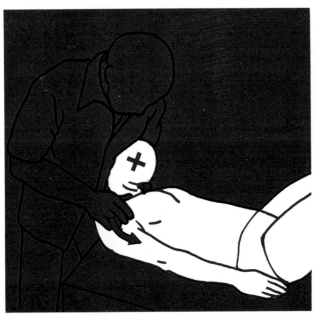 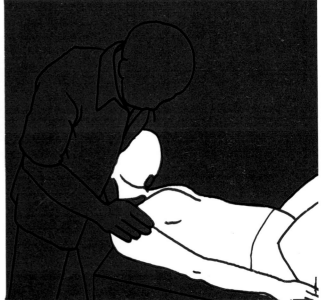

Fig 27 a. Ausgangsstellung.   Fig 27 b. Endstellung.

Ausgangsstellung: P in Rückenlage, der Kopf und Nacken ragen über die Tischkante hinaus. Kopf und HWS ist in maximaler Seitbeugung nach links, Ventralflexion und Rotation nach rechts. T steht hinter dem Kopfende des P.

Handfassung: T legt seine rechte Hand auf die rechte Schulter des P. Die linke Hand fasst den Nacken, und T hält den Kopf zwischen seinem linken Unterarm und Körper fixiert.

Anmerkung: Mit dieser Handfassung übt T eine „Traktion'' in der HWS aus und presst gleichzeitig die rechte Schulter langsam stufenweise maximal nach kaudal-dorsal.

2.1.12.2. Entspannung-Dehnung des M trapezius, pars descendens, vom Fussende aus gesehen.

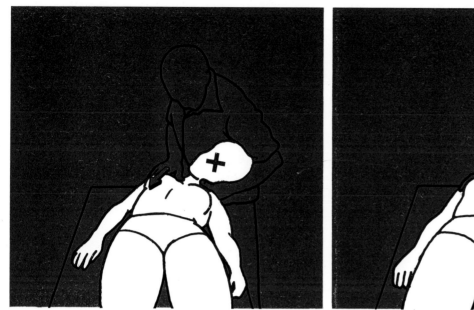 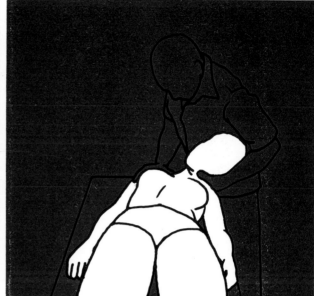

Fig 28 a. Ausgangsstellung.　　　　　　　Fig 28 b. Endstellung.

Ausgangsstellung: P in Rückenlage, Kopf und Nacken ragen über die Tischkante hinaus. Die HWS ist in maximaler Seitbeugung nach links, Ventralflexion und Rotation nach rechts. T steht hinter dem Kopfende des P.

Handfassung: T legt seine rechte Hand auf die rechte Schulter des P. Die linke Hand fasst den Nacken, und T hält den Kopf zwischen seinem linken Unterarm und Körper fixiert.

Ausführung: mit dieser Handfassung übt T eine „Traktion" in der HWS aus und presst gleichzeitig die rechte Schulter langsam stufenweise maximal nach kaudal-dorsal.

2.1.12.3. Entspannung-Dehnung des M levator scapulae.

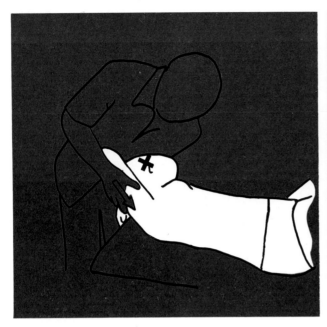 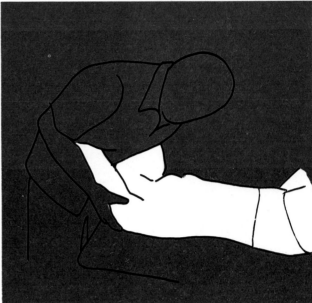

Fig 29 a. Ausgangsstellung.   Fig 29 b. Endstellung.

Ausgangsstellung: P in Rückenlage, Kopf und Nacken ragen über die Tischkante hinaus. Kopf und HWS sind maximal ventralflektiert, nach links gebeugt und rotiert. Der rechte Arm ist maximal flektiert und leicht adduziert im Schultergelenk. Das Ellbogengelenk ist etwa 90° gebeugt. T steht hinter dem Kopfende des P.

Handfassung: T fasst mit der rechten Hand die rechte Schulter des P, den rechten Ellbogen stützt er gegen seinen Körper. Mit der linken Hand fasst er den Nacken und fixiert den Kopf zwischen seinem linken Arm und Thorax.

Ausführung: Mit dieser Handfassung übt T eine „Traktion" im Nacken aus und presst gleichzeitig die rechte Schulter langsam stufenweise maximal nach kaudal-dorsal, wobei er sich gegen den Ellbogen des P lehnt.

2.1.12.4. Entspannung-Dehnung des M levator scapulae. Behandlungsvariante.

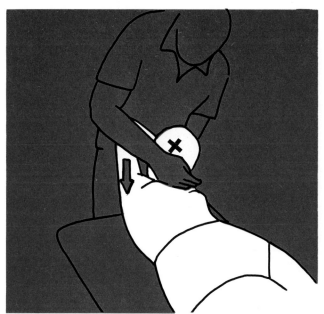

Fig 30 a. Ausgangsstellung.

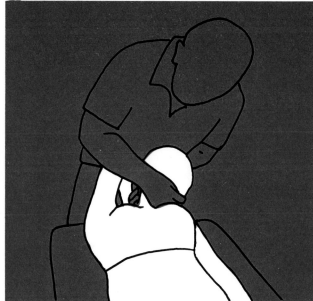

Fig 30 b. Endstellung.

Ausgangsstellung: P in Rückenlage, Kopf und Nacken ragen über die Tischkante hinaus. Der rechte Arm ist maximal flektiert und etwas adduziert im Schultergelenk. Der Ellbogen stützt sich gegen den Bauch des T. Der Kopf ist maximal ventralflektiert, nack links gebeugt und rotiert. T steht hinter dem Kopfende des P.

Handfassung: T umfasst mit der linken Hand den Nacken und Hinterkopf des P. Die rechte fasst unter das Kinn.

Ausführung: Mit dieser Handfassung übt T eine „Traktion" im Nacken aus, und indem er sich gegen den Ellbogen lehnt, schiebt er den Schultergürtel langsam stufenweise maximal nach kaudal.

2.1.12.5.   Entspannung-Dehnung des M levator scapulae, wenn P Schmerzen im Schultergelenk hat.

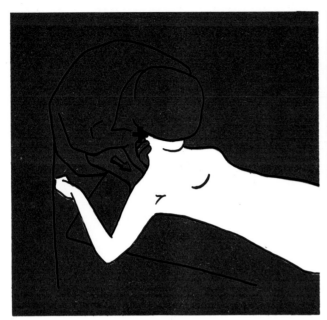 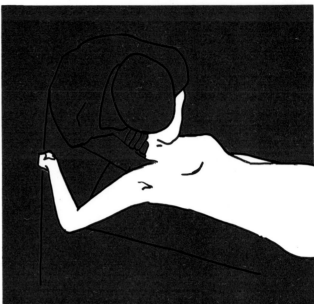

Fig 31 a. Ausgangsstellung.   Fig 31 b. Endstellung.

Kann der Arm nicht maximal flektiert werden oder verursacht das Dehnen Schmerzen im
Schultergelenk, kann folgende Technik angewendet werden:

Ausgangsstellung: P in Rückenlage, Kopf und Nacken ragen über die Tischkante hinaus. Der
Kopf ist maximal ventralflektiert, nach links gebeugt und rotiert. P liegt mit grösstmöglicher
Abduktion im Schultergelenk und der Oberarm ruht am Behandlungstisch. T steht hinter dem
Kopfende des P.

Handfassung: T legt seine rechte Hand dorsal auf die Scapula mit dem Thenar in der Fossa
supraspinata. Mit der linken Hand fasst er den Nacken und fixiert den Kopf zwischen seinem
linken Arm und Thorax.

Ausführung: Mit dieser Handfassung übt T eine „Traktion" im Nacken aus und presst die
Scapula langsam stufenweise maximal nach kaudal.

2.1.13. Entspannung-Dehnung von Muskeln und anderen Strukturen, die *die Elevation* des Schultergurtels behindern.

Folgende Muskeln können in Betracht kommen:

a. M pectoralis major	Siehe Seite 5 und nachfolgende Seiten.
b. M pectoralis minor	Siehe Seite 5 und 15.
c. M latissimus dorsi	Siehe Seite 5, 12 und 13.
d. M serratus anterior	Siehe Seite 30 und 31.
e. M subclavius	Siehe Seite 5 und 16.
f. M trapezius	Siehe Seite 17, 21, 30 und 38.

2.2.   DAS ELLBOGENGELENK

2.2.1. Entspannung-Dehnung von Muskeln und anderen Strukturen, die *die Flexion* im Ellbogengelenk behindern.

Folgende Muskeln können in Betracht kommen:

a. M triceps brachii, caput longum	Siehe Seite 17, 24 und 25.
b. M triceps brachii, caput mediale und laterale	**Funktion:** Streckt im Ellbogengelenk.
c. M anconeus	**Funktion:** Streckt im Ellbogengelenk und spannt die Gelenkskapsel.

2.2.1.1. Entspannung-Dehnung des M triceps brachii, caput mediale und laterale und des M anconeus.

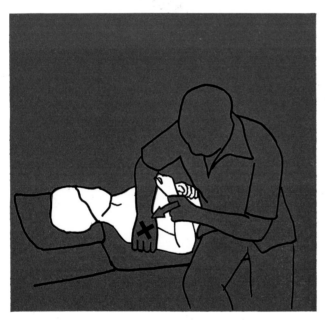

Fig 32 a. Ausgangsstellung.

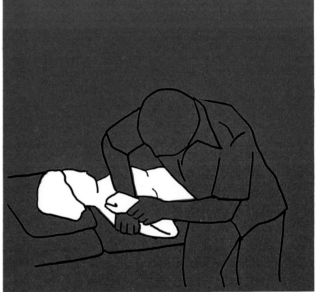

Fig 32 b. Endstellung.

Ausgangsstellung: P in Rückenlage, der rechte Arm ist leicht abduziert im Schultergelenk, flektiert im Ellbogengelenk. T steht seitlich neben dem P.

Handfassung: T umfasst mit der linken Hand den Unterarm des P nahe dem Handgelenk, mit der rechten Hand den Oberarm etwas distal des Schultergelenkes.

Ausführung: Mit dieser Handfassung langsam stufenweise maximale Flexion im Ellbogengelenk.

2.2.2. Entspannung-Dehnung von Muskeln und anderen Strukturen, die *die Extension* im Ellbogengelenk, *Pronation* oder *Supination* des Unterarmes behindern.

Folgende Muskeln können in Betracht kommen:

a. M biceps brachii — Siehe Seite 32, 35 und 36.

b. M brachialis — **Funktion:** Beugt im Ellbogengelenk.

c. M brachioradialis — **Funktion:** Beugt im Ellbogengelenk. Supiniert den Unterarm aus pronierter Stellung. Proniert den Unterarm aus supinierter Stellung.

d. M extensor carpi radialis longus — **Funktion:** Beugt im Ellbogengelenk, radial- und dorsalflektiert im Handgelenk, supiniert den Unterarm.

e. M extensor carpi radialis brevis — **Funktion:** Beugt im Ellbogengelenk, dorsalflektiert im Handgelenk, supiniert den Unterarm.

f. M extensor digitorum communis — **Funktion:** Beugt im Ellbogengelenk, dorsalflektiert im Handgelenk, supiniert den Unterarm, streckt in den Fingergelenken.

g. M extensor indicis — **Funktion:** Beugt im Ellbogengelenk, dorsalflektiert im Handgelenk, supiniert den Unterarm, streckt die Fingergelenke von Dig II.

h. M extensor digiti minimi — **Funktion:** ~~Streckt~~ *beugt* im Ellbogengelenk, streckt und ulnarflektiert im Handgelenk, streckt die Kleinfingergelenke.

i. M supinator — **Funktion:** Beugt im Ellbogengelenk, supiniert den Unterarm.

j. M extensor carpi ulnaris — **Funktion:** Beugt im Ellbogengelenk, dorsal-ulnarflektiert im Handgelenk, supiniert den Unterarm.

k. M flexor carpi ulnaris — **Funktion:** Beugt im Ellbogengelenk, ulnar-volarflektiert im Handgelenk, proniert den Unterarm.

l. M flexor carpi radialis — **Funktion:** Beugt im Ellbogengelenk, volar-radialflektiert im Handgelenk, proniert den Unterarm.

m. M flexor digitorum superficialis — **Funktion:** Beugt im Ellbogengelenk, volarflektiert im Handgelenk, beugt die Fingergelenke bis zum PIP.

n. M pronator teres, caput humerale — **Funktion:** Beugt im Ellbogengelenk, proniert den Unterarm.

o. M pronator quadratus — **Funktion:** Proniert den Unterarm.

p. M palmaris longus — **Funktion:** Beugt im Ellbogengelenk, volarflektiert im Handgelenk, proniert den Unterarm.

2.2.2.1.   Entspannung-Dehnung des M brachialis.

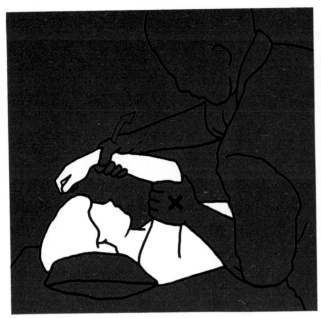
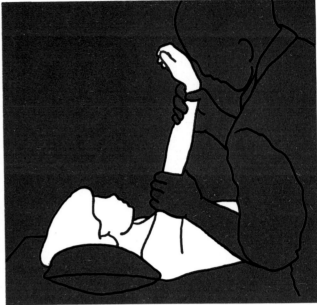

Fig 33 a. Ausgangsstellung.   Fig 33 b. Endstellung.

Ausgangsstellung: P in Rückenlage. Der rechte Arm ist etwa 90° flektiert, damit der M biceps entspannt. T steht seitlich, dem P zugewendet.

Handfassung: T fasst mit der rechten Hand den Unterarm des P nahe dem Handgelenk, mit der linken Hand den Oberarm nahe dem Ellbogengelenk.

Ausführung: Mit dieser Handfassung langsam stufenweise maximale Extension im Ellbogengelenk.

F: beugt im Ellbogengel.

2.2.2.2. Entspannung-Dehnung des M brachioradialis.

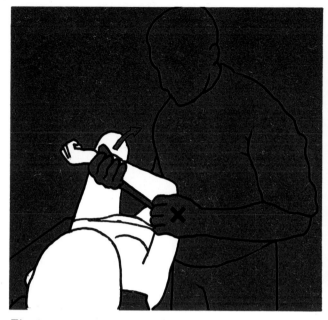

Fig 34 a. Ausgangsstellung.

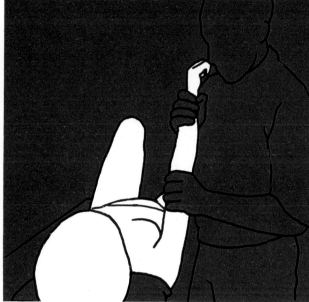

Fig 34 b. Endstellung.

Ausgangsstellung: P in Rückenlage, etwa 90° Flexion und maximale Innenrotation im Schultergelenk. Das Ellbogengelenk ist gebeugt, der Unterarm maximal proniert. T steht seitlich, dem P zugewendet.

Handfassung: T fasst mit der rechten Hand den Unterarm des P nahe dem Handgelenk, mit der linken Hand den Oberarm nahe dem Ellbogengelenk.

Ausführung: Mit dieser Handfassung langsam stufenweise maximale Extension im Ellbogengelenk, wobei gleichzeitig der Unterarm maximal nach ulnar geführt wird.

Anmerkung: Kann auch mit maximal supiniertem Unterarm durchgeführt werden.

F: beugt im Ellbogengel.
Supiniert UA aus pronierter Stellg.
proniert den UA aus supinierter Stellg.

2.2.2.3.   Entspannung-Dehnung des M extensor carpi radialis longus.

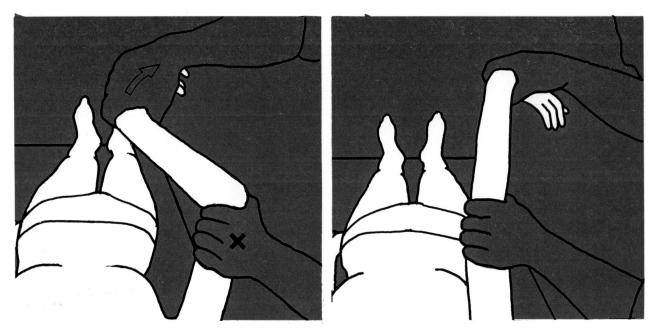

Fig 35 a. Ausgangsstellung.   Fig 35 b. Endstellung.

Ausgangsstellung: P in Rückenlage. Der rechte Arm ist etwa 90° flektiert und maximal innen-rotiert im Schultergelenk. Das Ellbogengelenk ist gebeugt, der Unterarm maximal proniert. Maximale Volar- und Ulnarflexion im Handgelenk. T steht frontal neben dem P.

Handfassung: T fasst mit der rechten Hand die Mittelhand des P von dorsal und fixiert die Hand in maximaler Volar- und Ulnarflexion bei maximal proniertem Unterarm. Mit der linken Hand fasst er den Oberarm nahe dem Ellbogengelenk.

Ausführung: Mit dieser Handfassung langsam stufenweise maximale Extension im Ellbogen-gelenk, wobei der Unterarm gleicnzeitig maximal nach ulnar geführt wird.

T : beugt im Ellbogengel.
    Supiniert U A
    radial-u. dorsalex. im Handgel.

2.2.2.4.   Entspannung-Dehnung des M extensor carpi radialis brevis.

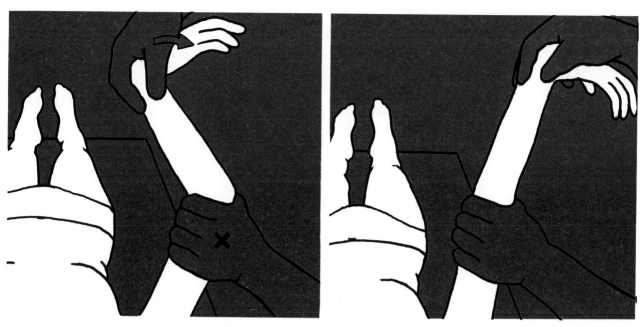

Fig 36 a. Ausgangsstellung.   Fig 36 b. Endstellung.

Ausgangsstellung: P in Rückenlage. Der rechte Arm ist etwa 90° flektiert und maximal innenrotiert im Schultergelenk. Das Ellbogengelenk ist gebeugt, der Unterarm maximal proniert. Maximale Volarflexion im Handgelenk. T steht frontal neben dem P.

Handfassung: T fasst mit der rechten Hand die Mittelhand des P von dorsal und fixiert die Hand in Volarflexion bei maximal proniertem Unterarm. Mit der linken Hand fasst er den Oberarm nahe dem Ellbogengelenk.

Ausführung: Mit dieser Handfassung langsam stufenweise maximale Extension im Ellbogengelenk, wobei gleichzeitig der Unterarm maximal nach ulnar geführt wird.

≠: beugt im Ellbogengel.
Supiniert U. A
dorsalext. Handgel.

2.2.2.5.   Entspannung-Dehnung des M extensor digitorum communis.

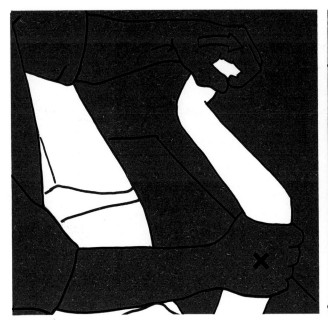 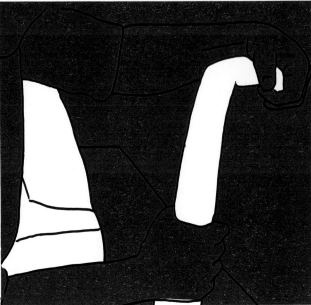

Fig 37 a. Ausgangsstellung.   Fig 37 b. Endstellung.

Ausgangsstellung: P in Rückenlage. Der rechte Arm ist etwa 90° flektiert und maximal innen-rotiert im Schultergelenk, das Ellbogengelenk ist gebeugt, der Unterarm maximal proniert. Maximale Flexion in den Fingergelenken und maximale Volarflexion im Handgelenk. T steht frontal an der linken Seite des P.

Handfassung: T umfasst mit der linken Hand die Finger der rechten Hand des P von dorsal, sodass eine maximale Volarflexion in allen Fingergelenken sowie im Handgelenk resultiert. Mit der rechten Hand fasst er den Oberarm nahe dem Ellbogengelenk.

Ausführung: Mit dieser Handfassung langsam stufenweise maximale Extension im Ellbogen-gelenk, wobei gleichzeitig der Unterarm maximal nach ulnar geführt wird.

[handschriftliche Notizen:]
T: beugt im Ellbogengel.
dorsalext. Handgel.
Ext. Fingergel.
Supin. UA.

2.2.2.6.   Entspannung-Dehnung des M extensor indicis.

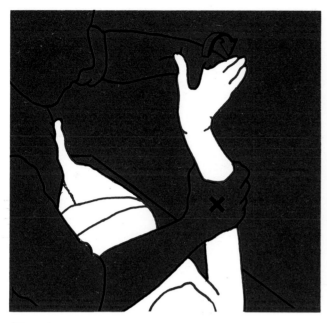
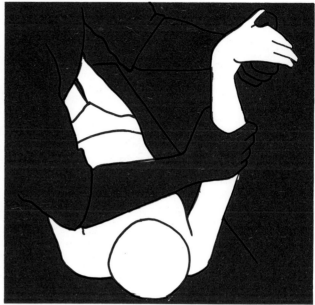

Fig 38 a. Ausgangsstellung.   Fig 38 b. Endstellung.

Ausgangsstellung: P in Rückenlage. Das Ellbogengelenk ist gebeugt, der Unterarm maximal proniert. Der Zeigefinger ist in allen Gelenken maximal gebeugt. T steht frontal an der linken Seite des P.

Handfassung: T umfasst mit der linken Hand von dorsal den rechten Zeigefinger des P, mit der rechten Hand etwas proximal des Handgelenkes.

Ausführung: Mit dieser Handfassung langsam stufenweise maximale Volarflexion im Handgelenk.

7: beugt im Ellbogengel.
Supin. u A
dorsalext. Handgel.
Ext. Dig II

2.2.2.7.   Entspannung-Dehnung des M extensor digitorum III.

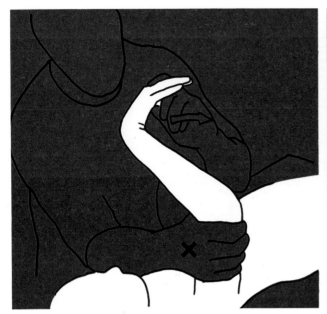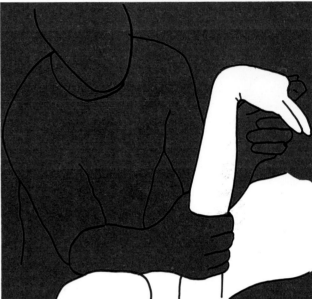

Fig 39 a. Ausgangsstellung.   Fig 39 b. Endstellung.

Ausgangsstellung: P in Rückenlage. Der rechte Arm ist etwa 90° flektiert und maximal innen-rotiert im Schultergelenk, das Ellbogengelenk ist gebeugt. Maximale Volarflexion im Hand-gelenk, die Gelenke des dritten Fingers sind maximal gebeugt. Der Unterarm ist maximal proniert. Das Handgelenk steht in der Mitte zwischen Radial- und Ulnarflexion.

Handfassung: T umfasst mit der linken Hand von dorsal den dritten Finger des P, mit der rechten Hand den Oberarm etwas proximal des Ellbogengelenkes.

Ausführung: Mit dieser Handfassung langsam stufenweise maximale Extension im Ellbogen-gelenk, wobei gleichzeitig der Unterarm maximal nach ulnar geführt wird.

Anmerkung: Vor allem bei Epikondylitis kann es notwendig sein, den Extensor des zweiten oder dritten Fingers einzeln zu dehnen.

2.2.2.8. Entspannung-Dehnung des M extensor digiti minimi.

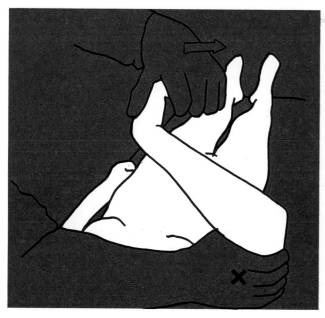
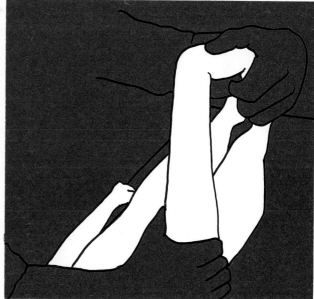

Fig 40 a. Ausgangsstellung.   Fig 40 b. Endstellung.

Ausgangsstellung: P in Rückenlage. Der rechte Arm ist etwa 90° flektiert und maximal innen-rotiert im Schultergelenk, das Ellbogengelenk ist gebeugt. Maximale Volar- und Radialflexion im Handgelenk, die Gelenke des Kleinfingers sind maximal gebeugt.

Handfassung: T umfasst mit der linken Hand von dorsal den Kleinfinger des P, mit der rechten Hand den Oberarm etwas proximal des Ellbogengelenkes.

Ausführung: Mit dieser Handfassung langsam stufenweise maximale Extension im Ellbogen-gelenk, wobei gleichzeitig der Unterarm maximal nach ulnar geführt wird.

F: beugt im Ellbogengel.
ulnare Ext. im Handgel.
Ext. Kleinfingergel.

2.2.2.9. Entspannung-Dehnung des M supinator.

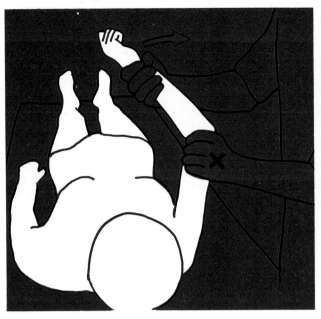 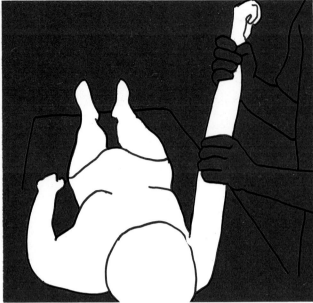

Fig 41 a. Ausgangsstellung.   Fig 41 b. Endstellung.

Ausgangsstellung: P in Rückenlage. Der rechte Arm ist etwa 90° flektiert und maximal innenrotiert im Schultergelenk, der Unterarm ist maximal proniert. T steht frontal an der rechten Seite
des P.

Handfassung: T fasst mit der rechten Hand den Unterarm des P etwas proximal des Handgelenkes, mit der linken Hand den Oberarm nahe dem Ellbogengelenk.

Ausführung: Mit dieser Handfassung langsam stufenweise maximale Extension im Ellbogengelenk, wobei gleichzeitig der Unterarm maximal nach ulnar geführt wird.

⧧: beugt im Ellbogengel.
Supinat.

2.2.2.10.   Entspannung-Dehnung des M extensor carpi ulnaris.

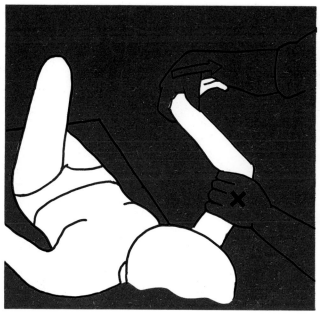 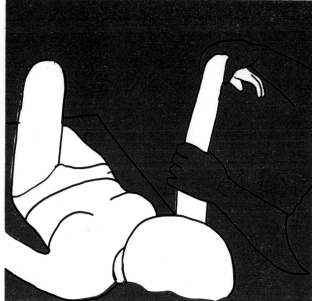

Fig 42 a. Ausgangsstellung.   Fig 42 b. Endstellung.

Ausgangsstellung: P in Rückenlage. Der rechte Arm ist etwa 90° flektiert und maximal innenrotiert im Schultergelenk, der Unterarm ist proniert. Maximale Volar- und Radialflexion im Handgelenk. T steht frontal an der rechten Seite des P.

Handfassung: T fasst mit der rechten Hand die Mittelhand des P von dorsal, mit der linken Hand den Oberarm nahe dem Ellbogengelenk.

Ausführung: Mit dieser Handfassung langsam stufenweise maximale Extension im Ellbogengelenk, wobei gleichzeitig der Unterarm maximal nach ulnar geführt wird.

≠: beugt im Ellbogengel.
ulnare Ext. Handgel.
Supin.

56

2.2.2.11.   Entspannung-Dehnung des M flexor carpi ulnaris.

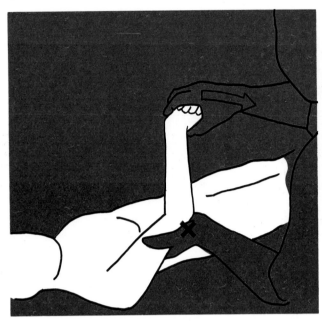 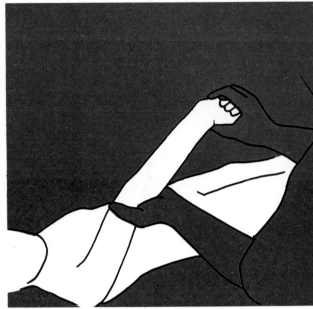

Fig 43 a. Ausgangsstellung.   Fig 43 b. Endstellung.

Ausgangsstellung: P in Rückenlage, der Arm leicht flektiert und maximal aussenrotiert im Schultergelenk, das Ellbogengelenk ist gebeugt. Maximale Dorsal- und Radialflexion im Handgelenk, maximale Supination des Unterarmes. T steht frontal an der rechten Seite des P.

Handfassung: T fasst mit der rechten Hand die Mittelhand und die maximalgebeugten Finger des P, mit der linken Hand von dorsal das Ellbogengelenk.

Ausführung: Mit dieser Handfassung langsam stufenweise maximale Extension im Ellbogengelenk, wobei gleichzeitig der Unterarm maximal nach ulnar geführt wird.

T: beugt im Ellbogengel.
ulnare volarflexion im Handgel.
proniert uA

2.2.2.12. Entspannung-Dehnung des M flexor carpi radialis.

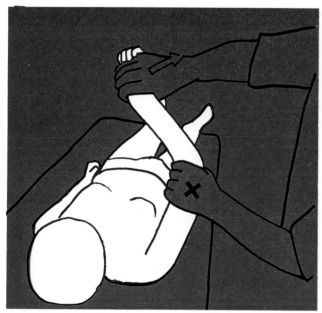 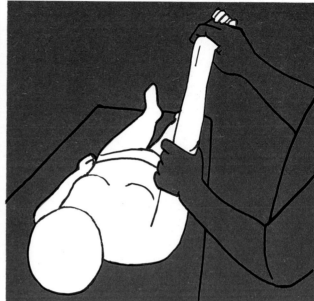

Fig 44 a. Ausgangsstellung.   Fig 44 b. Endstellung.

Ausgangsstellung: P in Rückenlage, der rechte Arm flektiert und maximal aussenrotiert im Schultergelenk, das rechte Ellbogengelenk gebeugt. Maximale Dorsal- und Ulnarflexion im Handgelenk und Supination des Unterarmes. T steht frontal an der rechten Seite des P.

Handfassung: T fasst mit der rechten Hand von volar die rechte Mittelhand bis zu den MCP, mit der linken Hand den Oberarm nahe dem Ellbogengelenk.

Ausführung: Mit dieser Handfassung langsam stufenweise maximale Extension im Ellbogengelenk, wobei gleichzeitig der Unterarm maximal nach ulnar geführt wird.

F: beugt im Ellbogengel.
radiale volarflexion im Handgel.
Pronation

2.2.2.13. Entspannung-Dehnung des M flexor digitorum superficialis.

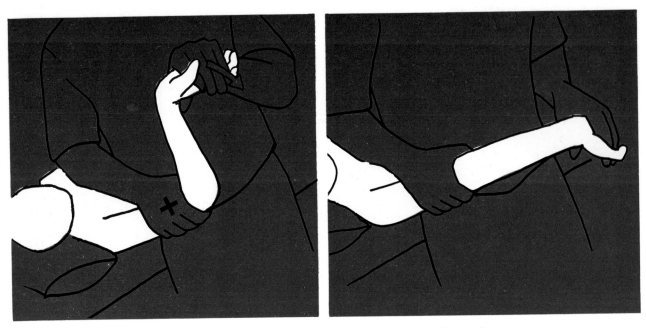

Fig 45 a. Ausgangsstellung.   Fig 45 b. Endstellung.

Ausgangsstellung: P in Rückenlage, das Schultergelenk ist abduziert und das Ellbogengelenk gebeugt. Maximale Dorsalflexion in PIP, MCP und Handgelenk, maximale Supination des Unterarmes. T steht mit dem Rücken zum P an dessen rechter Seite.

Handfassung: T fasst mit der linken Hand von volar die rechte Mittelhand und Finger bis zu den DIP, mit der rechten Hand den Oberarm nahe dem Ellbogengelenk.

Ausführung: Mit dieser Handfassung langsam stufenweise maximale Extension im Ellbogengelenk, wobei gleichzeitig der Unterarm maximal nach ulnar geführt wird.

Anmerkung: Hierbei wird auch der M palmaris longus gedehnt.

T. beugt im Ellbogen
Volaflexion Handgel.
beugt Fingergel. bis zum PIP

2.2.2.14.   Entspannung-Dehnung des M pronator teres, caput humerale.

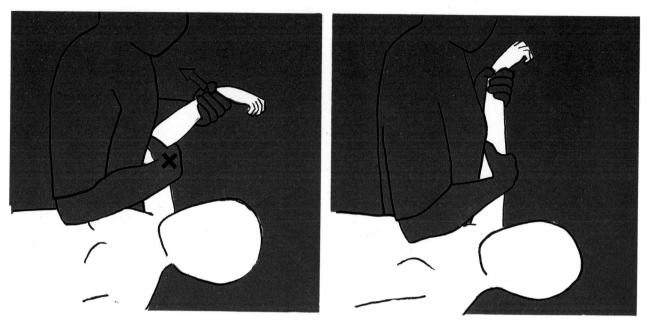

Fig 46 a. Ausgangsstellung.   Fig 46 b. Endstellung.

Ausgangsstellung: P in Rückenlage, das Schultergelenk anteflektiert, das Ellbogengelenk gebeugt, maximale Supination des Unterarmes. T steht seitlich neben dem P.

Handfassung: T fasst mit der linken Hand von volar den Unterarm des P nahe dem Handgelenk, mit der rechten Hand den Oberarm nahe dem Ellbogengelenk.

Ausführung: Mit dieser Handfassung langsam stufenweise maximale Extension im Ellbogengelenk, wobei gleichzeitig der Unterarm maximal nach ulnar geführt wird.

Anmerkung: Hierbei wird auch das Caput ulnare und der M pronator quadratus gedehnt.

F: beugt im Ellbogengel.
Pronation

2.2.2.15. Entspannung-Dehnung des M pronator teres, caput ulnare und M pronator quadratus.

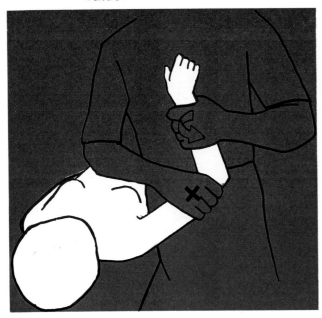 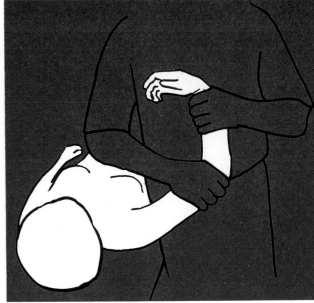

Fig 47 a. Ausgangsstellung.   Fig 47 b. Endstellung.

Ausgangsstellung: P in Rückenlage. Das Ellbogengelenk mindestens 90° gebeugt. T steht
seitlich neben dem P.

Handfassung: T fasst mit der linken Hand von dorsal den Unterarm des P nahe dem Handgelenk, mit der rechten Hand den Oberarm nahe dem Ellbogengelenk.

Ausführung: Mit dieser Handfassung langsam stufenweise maximale Supination des Unterarmes.

2.2.2.16. Entspannung-Dehnung des M palmaris longus.

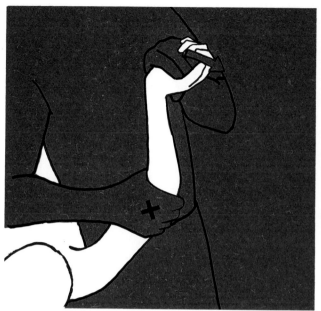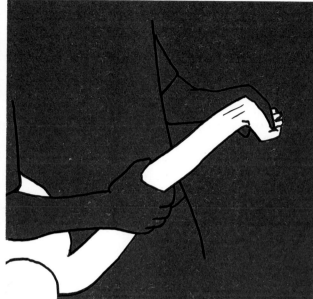

Fig 48 a. Ausgangsstellung.   Fig 48 b. Endstellung.

Ausgangsstellung: P in Rückenlage, das Schultergelenk ist abduziert, das Ellbogengelenk gebeugt. Maximale Dorsalflexion im Handgelenk und maximale Supination des Unterarmes. T steht seitlich neben dem P.

Handfassung: T fasst mit der linken Hand von volar die rechte Mittelhand bis zu den MCP, mit der rechten Hand den Oberarm nahe dem Ellbogengelenk.

Ausführung: Mit dieser Handfassung langsam stufenweise maximale Extension im Ellbogengelenk, wobei gleichzeitig der Unterarm maximal nach ulnar geführt wird.

Anmerkung: Für ein gutes Resultat kann es eventuell notwendig sein, die Behandlung mit maximal gestreckten Fingergelenken durchzuführen.

I : beugt im Ellbogengel.
volarflexion Handgel.
Pronation

2.3. DAS HANDGELENK

2.3.1. Entspannung-Dehnung von Muskeln und anderen Strukturen, die *die Volarflexion* im Handgelenk behindern.

Folgende Muskeln können in Betracht kommen:

a. M extensor digitorum communis   Siehe Seite 45, 50 und 52.

b. M extensor pollicis longus   **Funktion:** Streckt den Daumen, supiniert den Unterarm, dorsal- und radialflektiert im Handgelenk.

c. Mm extensor indicis et digiti minimi   Siehe Seite 45, 51 und 53.

d. Mm extensor carpi radialis longus et brevis   Siehe Seite 45, 48 und 49.

e. M extensor carpi ulnaris   Siehe Seite 45 und 55.

2.3.1.1. Entspannung-Dehnung des M extensor pollicis longus.

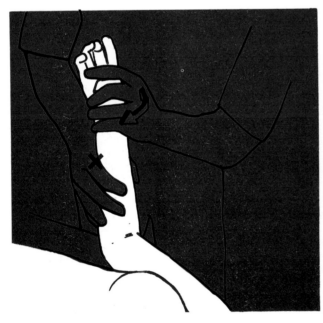 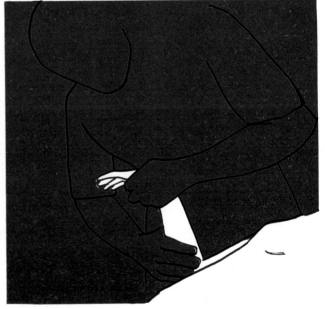

Fig 49 a. Ausgangsstellung.   Fig 49 b. Endstellung.

Ausgangsstellung: P in Rückenlage. Das Ellbogengelenk etwa 90° gebeugt, das Handgelenk in Ruhestellung, Pronation des Unterarmes. Maximale Flexion und Opposition des Daumens. Der Oberarm des P soll aufgestützt sein. T steht frontal neben dem P.

Handfassung: T fixiert mit der linken Hand den flektierten und opponierten Daumen in der Handfläche des P. Mit der rechten Hand fasst er den Unterarm des Patienten.

Ausführung: Mit dieser Handfassung langsam stufenweise maximale Volar- und Ulnarflexion im Handgelenk, sowie Pronation des Unterarmes.

Anmerkung: Hierbei wird auch der M extensor pollicis brevis gedehnt.

2.3.2. Entspannung-Dehnung von Muskeln und anderen Strukturen, die *die Dorsalflexion* im Handgelenk behindern.

Folgende Muskeln können in Betracht kommen:

a. M palmaris longus   Siehe Seite 45 und 61.

b. M flexor carpi ulnaris   Siehe Seite 45 und 56.

c. M flexor carpi radialis   Siehe Seite 45 und 57.

d. M flexor digitorum   Siehe Seite 45 und 58.
    superficialis

e. M flexor digitorum profundus   **Funktion:** Volarflektiert im Handgelenk, beugt in allen Gelenken der Dig II-V.

f. M flexor pollicis longus   **Funktion:** Beugt und opponiert den Daumen, volarflektiert im Handgelenk. Kann auch den Unterarm pronieren und äusserst selten auch das Ellbogengelenk beugen.

2.3.2.1. Entspannung-Dehnung des M flexor digitorum profundus.

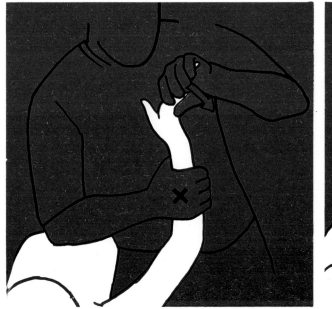 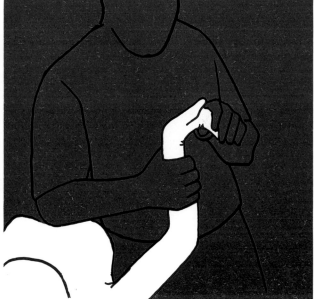

Fig 50 a. Ausgangsstellung.   Fig 50 b. Endstellung.

Ausgangsstellung: P in Rückenlage. Das Ellbogengelenk etwa 90° gebeugt, das Handgelenk in Ruhestellung. Maximale Supination des Unterarmes und maximale Dorsalflexion aller Gelenke der Finger II-V. T steht seitlich neben dem P.

Handfassung: T umfasst mit der linken Hand von volar die Finger II-V und dorsalflektiert maximal in allen Fingergelenken sowie MCP. Beachte: Das Handgelenk ist nach wie vor in Ruhestellung, eventuell in Volarflexion. Mit der rechten Hand fasst T den Unterarm des P nahe dem Handgelenk.

Ausführung: Mit dieser Handfassung langsam stufenweise maximale Dorsalflexion im Handgelenk.

2.3.2.2.   Entspannung-Dehnung des M flexor pollicis longus.

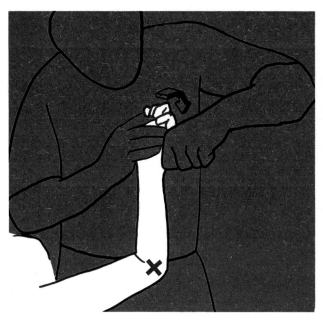   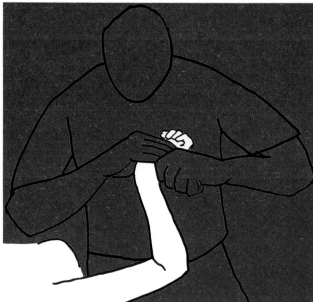

Fig 51 a. Ausgangsstellung.   Fig 51 b. Endstellung.

Ausgangsstellung: P in Rückenlage. Das Ellbogengelenk etwa 90° gebeugt, maximale Supination des Unterarmes und maximale Extension des Daumens. Das Handgelenk ist in Ruhestellung. Der rechte Oberarm des P soll aufgestützt sein. T steht seitlich neben dem P.

Handfassung: T umfasst mit der linken Hand von volar den Daumen und extendiert ihn maximal. Mit der rechten Hand hält er die Mittelhand von volar.

Ausführung: Mit dieser Handfassung langsam stufenweise maximale Dorsalflexion im Handgelenk.

Anmerkung: Falls der M flexor pollicis longus auch von medialen Epikondylus humeri entspringt, muss auch das Ellbogengelenk maximal gestreckt werden. In diesem Fall ist die Extension des Daumens bei gestrecktem Ellbogengelenk stärker eingeschränkt als bei gebeugtem.

I: beugt u. opponiert d. Daumen volarflektiert im Handgel. kann auch pronieren

2.3.3. Entspannung-Dehnung von Muskeln und anderen Strukturen, die *die Radialflexion* im Handgelenk behindern.

Zusätzlich zu Dehnung in maximaler Volar- und Dorsalflexion im Handgelenk kann es auch nötig sein, in reiner Radialflexion zu dehnen. Dabei ist es wichtig, die Gleitbewegung in der Handwurzel nach ulnar zu kontrollieren!

Folgende Muskeln können in Betracht kommen:

a. M flexor carpi ulnaris   Siehe Seite 45 und 56.

b. M extensor carpi ulnaris   Siehe Seite 45 und 55.

2.3.3.1. Entspannung-Dehnung des M flexor carpi ulnaris und M extensor carpi ulnaris.

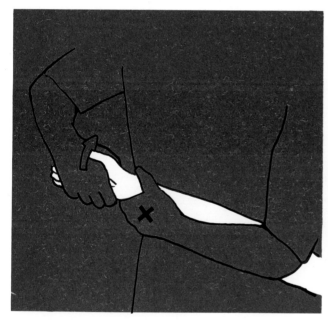 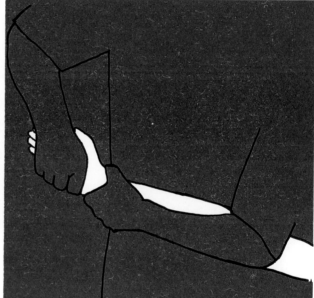

Fig 52 a. Ausgangsstellung.   Fig 52 b. Endstellung.

Ausgangsstellung: P in Rückenlage oder im Sitzen. Das rechte Ellbogengelenk ist gestreckt, das Handgelenk in 0-Stellung. T steht seitlich neben dem P.

Handfassung: T fasst mit der rechten Hand von radial die Hand des P bis zum Os pisiforme, mit der linken Hand den Unterarm nahe dem Handgelenk. T fixiert den gestreckten Arm des P gegen seinen Körper.

Ausführung: Mit dieser Handfassung wird die Hand langsam stufenweise maximal in Radialflexion geführt.

Anmerkung: Bedenke die Gleitbewegung in der Handwurzel nach ulnar!

2.3.4. Entspannung-Dehnung von Muskeln und anderen Strukturen, die *die Ulnarflexion* im Handgelenk behindern.

Folgende Muskeln können in Betracht kommen:

a. M abductor pollicis longus: **Funktion:** Abduziert den Daumen, radialflektiert im Handgelenk, supiniert den Unterarm.

b. M extensor pollicis brevis **Funktion:** Streckt im ersten Carpometacarpal- und Metacarpophalangialgelenk (oft im Interphalangialgelenk), radial- und volarflektiert im Handgelenk.

c. M flexor carpi radialis Siehe Seite 45 und 57.

d. M extensor carpi radialis longus Siehe Seite 45 und 48.

2.3.4.1. Entspannung-Dehnung des M abductor pollicis longus.

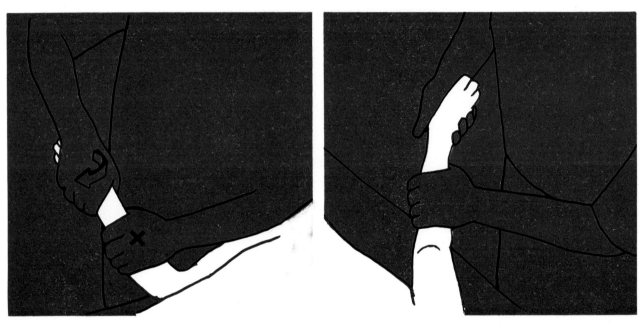

Fig 53 a. Ausgangsstellung.　　　　Fig 53 b. Endstellung.

Ausgangsstellung: P in Rückenlage oder im Sitzen. Das rechte Ellbogengelenk etwa 90° gebeugt, das Handgelenk in 0-Stellung. T steht seitlich neben dem P.

Handfassung: T legt den Thenar seiner rechten Hand über das Metacarpale I von dorsal und seine Finger umfassen die Ulnarkante der Hand von volar. Die linke Hand hält den Unterarm distal des Ellbogengelenkes.

Ausführung: Mit dieser Handfassung wird die Hand langsam stufenweise maximal nach ulnar geführt.

Anmerkung: Zur Verstärkung der Wirkung wird der Unterarm maximal proniert.

2.3.4.2. Entspannung-Dehnung des M extensor pollicis brevis.

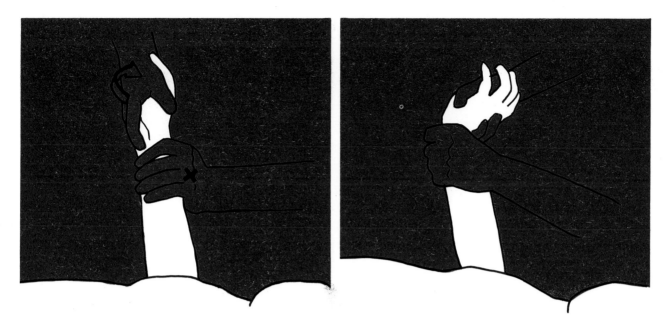

Fig 54 a. Ausgangsstellung.   Fig 54 b. Endstellung.

Ausgangsstellung: P in Rückenlage oder im Sitzen. Das rechte Ellbogengelenk etwa 90° gebeugt, das Handgelenk in 0-Stellung. Der Daumen ist im Carpometacarpalgelenk maximal flektiert und opponiert. T steht seitlich neben dem P.

Handfassung: T fixiert mit seiner rechten Hand den im CMC-Gelenk maximal gebeugten und maximal opponierten Daumen in der Handfläche des P. Die linke Hand hält den Unterarm nahe dem Handgelenk.

Ausführung: Mit dieser Handfassung langsam stufenweise maximale Ulnar- und Dorsalflexion im Handgelenk sowie maximale Pronation des Unterarmes (bis in die Stellung, in der es am meisten spannt).

2.4.   DIE FINGERGELENKE

2.4.1.   Entspannung-Dehnung von Muskeln und anderen Strukturen, die *die Flexion* in den Fingergelenken behindern.

Folgende Muskeln können in Betracht kommen:

a. M extensor digitorum communis   Siehe Seite 45, 50, 52 und 62.

b. M extensor indicis   Siehe Seite 45, 51 und 62.

c. M extensor digiti minimi   Siehe Seite 45 und 53.

d. Mm interossei palmares   **Funktion:** Beugen leicht in den MCP-Gelen-
(Beachte: nur in DIP und PIP)   ken. Strecken in den DIP- und PIP-Gelenken und adduzieren die Finger zu einer Achse durch Dig III.

e. Mm lumbricales (Beachte: **Funktion:** Beugen in den MCP-Gelenken.
nur in DIP und PIP)   Strecken in den DIP- und PIP-Gelenken.

f. Mm interossei dorsales   **Funktion:** Beugen in den MCP-Gelenken. Strecken in den DIP- und PIP-Gelenken sowie abduzieren die Finger von einer Achse durch Dig III.

2.4.1.1.   Entspannung-Dehnung des M interosseus dorsalis I.

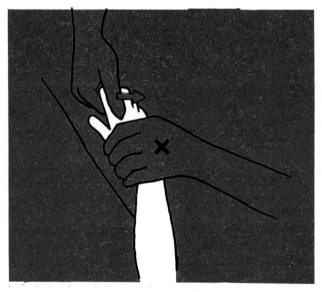 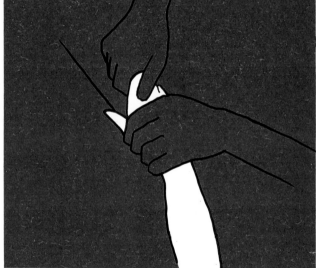

Fig 55 a. Ausgangsstellung.   Fig 55 b. Endstellung.

Ausgangsstellung: P in Rückenlage oder im Sitzen. Das Ellbogengelenk ist etwa 90° gebeugt und aufgestützt. ~~Neutrale~~ 0-Stellung im Handgelenk. Maximale Volarflexion in den DIP- und PIP- sowie MCP-Gelenken. T steht mit der linken Seite zum P.

Handfassung: T fasst mit der rechten Hand Dig II (DIP und PIP in maximaler Volarflexion). Mit der linken Hand hält er die Mittelhand und das Handgelenk von dorsal.

Ausführung: Mit dieser Handfassung langsam stufenweise maximale Dorsalflexion und Ulnardeviation im zweiten MCP-Gelenk.

Anmerkung: Wichtig ist eine gleichzeitige Traktion-Gleitbewegung im MCP-Gelenk. M interosseus dorsalis II: Die gleiche Handfassung und Ausführung, jedoch geschieht die Ulnardeviation im Dig III. M interosseus dorsalis III: Die gleiche Handfassung und Ausführung, jedoch Radialdeviation im Dig III: M interosseus dorsalis IV: Die gleiche Handfassung und Ausführung, jedoch geschieht die Radialdeviation im Dig IV.

2.4.1.2. Entspannung-Dehnung der Mm interossei palmares. (Das Bild zeigt Dehnung des M interosseus palmaris IV.)

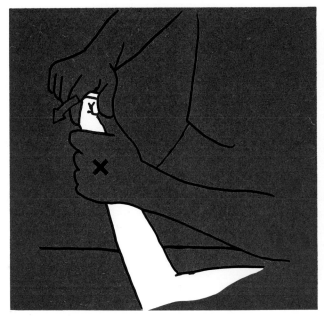 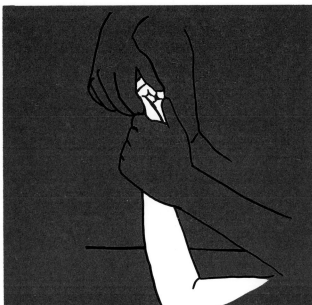

Fig 56 a. Ausgangsstellung.   Fig 56 b. Endstellung.

Ausgangsstellung: P in Rückenlage oder im Sitzen. Das Ellbogengelenk etwa 90° gebeugt, das Handgelenk in 0-Stellung. Maximale Volarflexion in den DIP-, PIP- und MCP-Gelenken. T steht seitlich neben dem P.

Handfassung: T umfasst mit der rechten Hand die Finger II-V, die linke Hand fixiert das Handgelenk.

Ausführung: Mit dieser Handfassung langsam stufenweise maximale Dorsalflexion in den MCP-Gelenken.

Anmerkung: Schmerzen die Gelenke, kann man jeden Finger einzeln dehnen und gleichzeitig mit der Dorsalflexion eine Traktion und ein Dorsalgleiten im MCP-Gelenk ausführen. Um eine vollständige Dehnung der Mm interossei in den MCP-Gelenken zu erreichen, wird beim Dehnen der Mm interossei palmares I und II der Dig I resp II nach radial und beim Dehnen der Mm interossei palmares IV und V der Dig IV resp V nach ulnar geführt. Hierbei wird auch der M flexor digiti minimi brevis gedehnt.

2.4.1.3. Entspannung-Dehnung der Mm lumbricales.

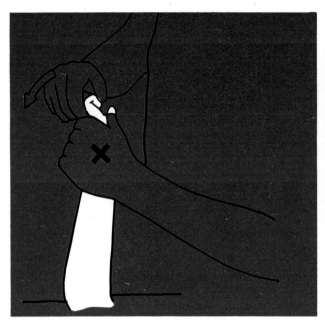 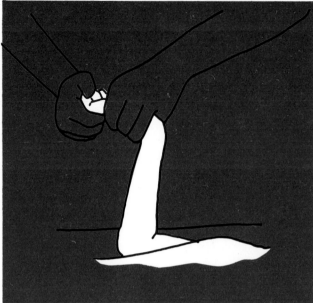

Fig 57 a. Ausgangsstellung.   Fig 57 b. Endstellung.

Ausgangsstellung: P in Rückenlage oder im Sitzen. Das Ellbogengelenk ist etwa 90° gebeugt, das Handgelenk in 0-Stellung, der Unterarm ist maximal supiniert. Maximale Volarflexion in den DIP- und PIP-Gelenken sowie maximale Dorsalflexion in den MCP-Gelenken. T steht frontal neben dem P.

Handfassung: T umfasst mit der rechten Hand die Finger II-V des Patienten und hält sie in den DIP- und PIP-Gelenken maximal volarflektiert, in den MCP-Gelenken maximal dorsalflektiert. Mit der linken Hand hält er die Hand des P von volar.

Ausführung: Mit dieser Handfassung langsam stufenweise maximale Dorsalflexion im Handgelenk.

F: Beugen in MCP Gelenken
Strecken in DIP u. PIP Gelenken

2.4.2. Entspannung-Dehnung von Muskeln und anderen Strukturen, die *die Extension* in den Fingergelenken behindern.

Folgende Muskeln können in Betracht kommen:

a. M flexor pollicis brevis **Funktion:** Beugt im MCP-Gelenk, unterstützt die Opposition des Daumens.

b. M flexor pollicis longus Siehe Seite 63 und 64.

c. M flexor digitorum superficialis Siehe Seite 45 und 58.

d. M flexor digitorum profundus Siehe Seite 63.

e. Mm interossei palmares (Beachte: nur in MCP) Siehe Seite 68 und 69.

f. Mm lumbricales (Beachte: nur in MCP) Siehe Seite 68 und 70.

g. M flexor digiti minimi brevis **Funktion:** Beugt den Dig V im MCP-Gelenk. Bezüglich Dehnung siehe Seite 69.

2.4.2.1. Entspannung-Dehnung des M flexor pollicis brevis.

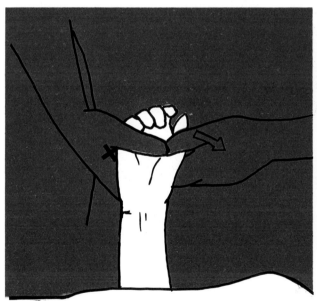 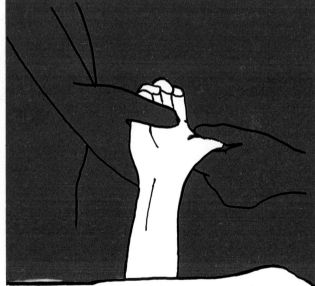

Fig 58 a. Ausgangsstellung.   Fig 58 b. Endstellung.

Ausgangsstellung: P in Rückenlage oder im Sitzen. Das rechte Ellbogengelenk ist etwa 90° gebeugt und aufgestützt. Das Carpometacarpalgelenk des Daumens ist maximal gestreckt. T steht frontal neben dem P.

Handfassung: T umfasst mit der linken Hand die Grundphalanx des Daumens, mit der rechten Hand hält er die Mittelhand des P. Der Unterarm wird maximal supiniert.

Ausführung: Mit dieser Handfassung langsam stufenweise maximale Extension des Daumens.

Anmerkung: Hierbei wird auch der M interosseus palmaris I gedehnt.

2.4.3. Entspannung-Dehnung von Muskeln und anderen Strukturen, die *die Abduktion* des Daumens behindern.

Folgende Muskeln können in Betracht kommen:

a. M adductor pollicis   **Funktion:** Adduziert den Daumen.

b. M interosseus palmaris I   **Funktion:** Adduziert und flektiert das MCP-Gelenk des Daumens.

2.4.3.1. Entspannung-Dehnung des M adductor pollicis und M interosseus palmaris I.

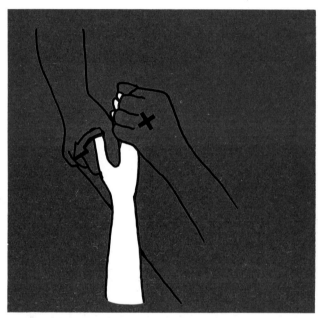 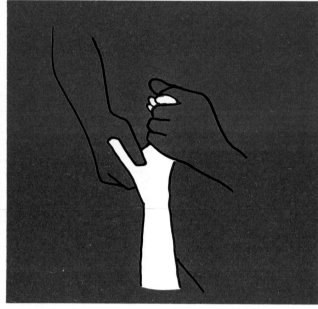

Fig 59 a. Ausgangsstellung.   Fig 59 b. Endstellung.

Ausgangsstellung: P in Rückenlage oder im Sitzen. Das Ellbogengelenk ist etwa 90° gebeugt und aufgestützt, das Handgelenk in 0-Stellung. T steht mit der linken Seite zum P.

Handfassung: T fasst mit der rechten Hand die Grundphalanx des Daumens und das Metacarpale I. Mit der linken Hand fixiert er die Hand des P.

Ausführung: Mit dieser Handfassung langsam stufenweise maximale Abduktion des Daumens bei gleichzeitiger Traktion.

Anmerkung: Zur Erreichung eines maximalen Dehnungseffektes kann der Daumen ausserdem in mediale Richtung rotiert werden.

2.4.4. Entspannung-Dehnung von Muskeln und anderen Strukturen, die *die Adduktion* des Daumens behindern.

Folgende Muskeln können in Betracht kommen:

a. M abductor pollicis longus   Siehe Seite 66.

b. M abductor pollicis brevis   **Funktion:** Abduziert den Daumen im MCP- und Carpometacarpalgelenk.

2.4.4.1. Entspannung-Dehnung des M abductor pollicis brevis.

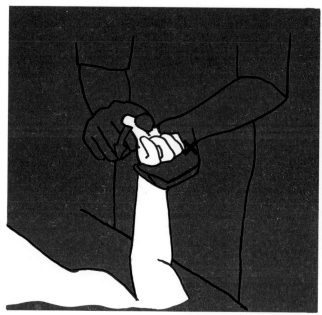 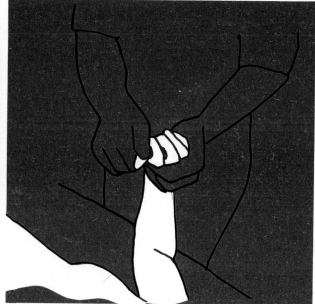

Fig 60 a. Ausgangsstellung.   Fig 60 b. Endstellung.

Ausgangsstellung: P in Rückenlage oder im Sitzen. Das Ellbogengelenk ist etwa 90° gebeugt und aufgestützt. Das Handgelenk und das erste MCP-Gelenk ist in maximaler Dorsalflexion. Maximale Pronation des Unterarmes. T steht neben dem P. *sind*

Handfassung: T fasst mit der rechten Hand das Metacarpale I und die Grundphalanx des Daumens und presst mit seinem Thenar gegen das Metacarpale I. Mit der linken Hand fasst er die Hand des P von dorsal und hält sie in maximaler Dorsal- und Ulnarflexion, den Unterarm in maximaler Pronation.

Ausführung: Mit dieser Handfassung langsam stufenweise maximale Adduktion des Daumens bei gleichzeitiger Traktion.

74

2.4.5. Entspannung-Dehnung von Muskeln und anderen Strukturen, die *die Opposition* des Daumens behindern.

Folgende Muskeln können in Betracht kommen:

a. M extensor pollicis longus   Siehe Seite 62.

b. M extensor pollicis brevis   Siehe Seite 66 und 67.

c. M interosseus palmaris I   Siehe Seite 72.

d. M abductor pollicis longus   Siehe Seite 66.

2.4.5.1. Entspannung-Dehnung des M extensor pollicis longus, M extensor pollicis brevis, M interosseus palmaris I und M abductor pollicis longus.

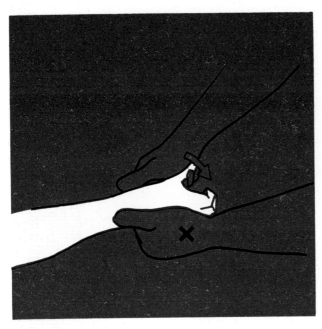 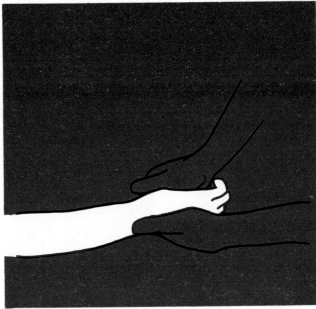

Fig 61 a. Ausgangsstellung.   Fig 61 b. Endstellung.

Ausgangsstellung: P in Rückenlage oder im Sitzen. Das rechte Handgelenk ist in 0-Stellung, der maximal pronierte Unterarm und die Hand sind aufgestützt. T steht neben dem P.

Handfassung: T fasst mit der rechten Hand den Daumen des P indem er seinen Thenar auf die Dorsalseite des Metacarpale I legt. Mit der linken Hand stützt er die Hand des P von ulnar.

Ausführung: Mit dieser Handfassung langsam stufenweise maximale Opposition des Daumens und des Metacarpale I bei gleichzeitiger Traktion.

2.4.6. Entspannung-Dehnung von Muskeln und anderen Strukturen, die *die Reposition* des Daumens behindern.

Folgende Muskeln können in Betracht kommen:

a. Mm flexor pollicis longus et brevis — Siehe Seite 63, 64 und 71.

b. M opponens pollicis — **Funktion:** Opponiert und adduziert den Daumen.

c. M adductor pollicis, caput transversum — **Funktion:** Opponiert und adduziert den Daumen.

2.4.6.1. Entspannung-Dehnung des M opponens pollicis und M adductor pollicis, caput transversum.

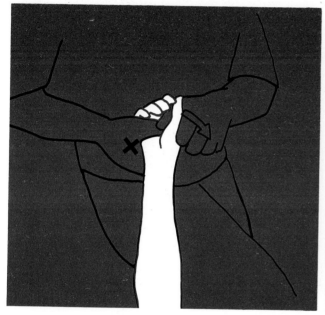 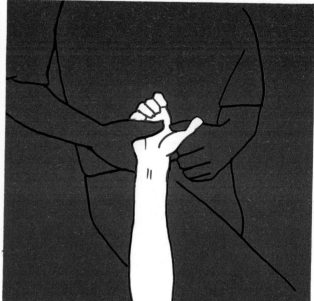

Fig 62 a. Ausgangsstellung.　　　Fig 62 b. Endstellung.

Ausgangsstellung: P in Rückenlage oder im Sitzen. Das Ellbogengelenk ist etwa 90° gebeugt und aufgestützt, das Handgelenk in 0-Stellung. Maximale Dorsalflexion im MCP-Gelenk des Daumens. T steht neben dem P.

Handfassung: T fasst mit der linken Hand die Grundphalanx des Daumens und das Metacarpale I. Mit der rechten Hand stützt er die Hand des P von dorsal.

Ausführung: Mit dieser Handfassung langsam stufenweise maximale Reposition des Daumens bei gleichzeitiger Traktion.

2.4.7. Entspannung-Dehnung von Muskeln und anderen Strukturen, die *die Opposition* des Kleinfingers behindern.

Folgende Muskeln können in Betracht kommen:

a. M abductor digiti minimi   **Funktion:** Abduziert und flektiert im MCP-Gelenk des Kleinfingers.

b. M extensor digiti minimi   Siehe Seite 45 und 53.

2.4.7.1. Entspannung-Dehnung des M abductor digiti minimi.

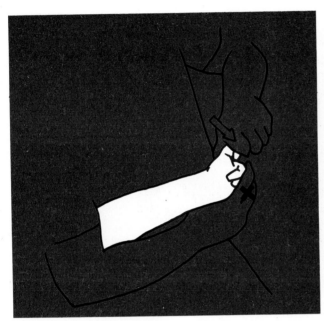 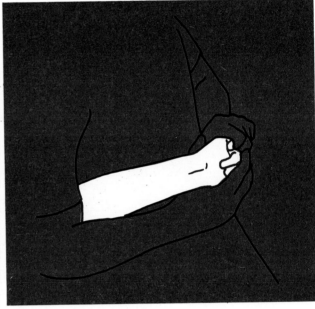

Fig 63 a. Ausgangsstellung.   Fig 63 b. Endstellung.

Ausgangsstellung: P in Rückenlage oder im Sitzen. Das Ellbogengelenk ist gestreckt, das Handgelenk in maximaler Dorsal- und Radialflexion, der Unterarm maximal supiniert. Maximale Flexion in DIP und PIP des Kleinfingers. T steht mit dem Rücken zum P.

Handfassung: T umfasst mit der linken Hand den gebeugten Kleinfinger des P indem er seinen Daumen über die distale Phalanx und seinen Zeigefinger von dorsal über das MCP-Gelenk legt. Mit der rechten Hand umfasst er den Daumen und die übrigen Finger von radial.

Ausführung: Mit dieser Handfassung langsam stufenweise maximale Extension und Adduktion (Radialdeviation) im MCP-Gelenk des Kleinfingers.

2.4.8. Entspannung-Dehnung von Muskeln und anderen Strukturen, die *die Reposition* des Kleinfingers behindern.

Folgende Muskeln können in Betracht kommen:

a. M flexor digiti minimi brevis   Siehe Seite 71.

b. M opponens digiti minimi   **Funktion:** Beugt den Kleinfinger im Carpometacarpalgelenk und opponiert den Kleinfinger.

2.4.8.1. Entspannung-Dehnung des M opponens digiti minimi.

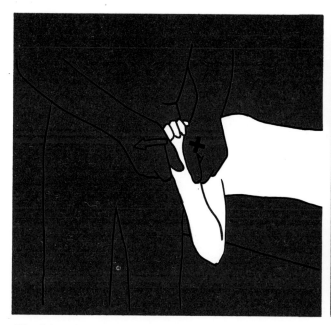 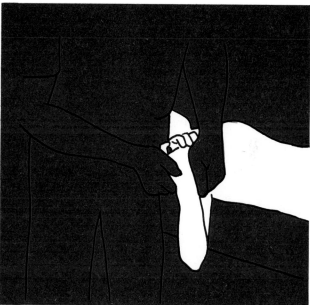

Fig 64 a. Ausgangsstellung.   Fig 64 b. Endstellung.

Ausgangsstellung: P in Rückenlage oder im Sitzen. Das Ellbogengelenk ist etwa 90° gebeugt, das Handgelenk maximal dorsalflektiert und der Unterarm maximal proniert. T steht mit der linken Seite zum P.

Handfassung: T umfasst mit der rechten Hand den Hypothenar des P, indem er seinen Daumen von palmar über das Metacarpale V bis zum Os hamatum legt. Mit der linken Hand umfasst er von radial den Thenar, wobei sein Daumen über dem Os triquetrum und Os hamatum liegt.

Ausführung: Mit dieser Handfassung langsam stufenweise maximale Extension und Abduktion-Reposition des Metacarpale V bei gleichzeitiger Traktion.

3. **Spezifische Technik bei Entspannung-Dehnung von Strukturen der UNTEREN EXTREMITÄTEN.**

3.1. **DAS HÜFTGELENK.**

3.1.1. Entspannung-Dehnung von Muskeln und anderen Strukturen, die *die Flexion* im Hüftgelenk bei gleichzeitig *gestrecktem* Kniegelenk behindern (oder die Bewegung des Körpers in die entgegengesetzte Richtung zum Bein, d h mit „fixiertem" Bein).

Folgende Muskeln können in Betracht kommen:

a. M biceps femoris

Funktion: Das Caput longum beugt und aussenrotiert im Kniegelenk, streckt, aussenrotiert und adduziert im Hüftgelenk. Das Caput breve beugt und aussenrotiert im Kniegelenk.

b. M semimembranosus

Funktion: Beugt und innenrotiert im Kniegelenk, streckt, adduziert und innenrotiert im Hüftgelenk.

c. M semitendinosus

Funktion: Beugt und innenrotiert im Kniegelenk, streckt, adduziert und innenrotiert im Hüftgelenk.

(Theoretisch können alle Hüftgelenksstrecker und ebenso andere Muskeln die Bewegung behindern.)

3.1.1.1. Entspannung-Dehnung des M biceps femoris, M semimembranosus und M semitendinosus (a-c = hamstrings-ischiocrurale Gruppe-Kniebeuger). Diese Technik verwendet man, wenn die Flexion im Hüftgelenk bei gestrecktem Knie geringer ist als bei gebeugtem.

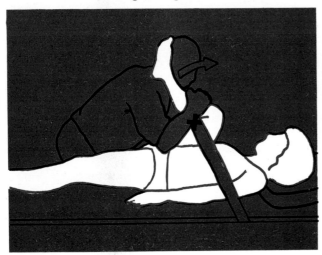 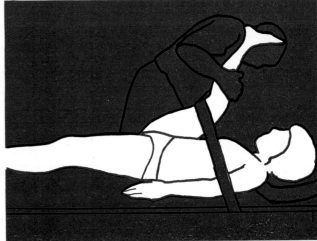

Fig 65 a. Ausgangsstellung.   Fig 65 b. Endstellung.

Ausgangsstellung: P in Rückenlage, maximale Beugung im rechten Hüftgelenk. Der Oberschenkel wird in dieser Lage mit Hilfe eines Gurtes fixiert. Das Kniegelenk ist so weit gestreckt, wie es die verkürzten Muskeln gestatten. T steht an der rechten Seite des P. Es kann sich als notwendig erweisen, den linken Oberschenkel etwas proximal des Kniegelenkes mit einem Gurt zu fixieren.

Handfassung: T legt die Ferse — den Unterschenkel des P auf seine rechte Achsel. Die Hände fassen den rechten Unterschenkel des Patienten von ventral etwas distal des Gelenkspaltes.

Ausführung: Mit dieser Handfassung langsam stufenweise maximale Streckung des Kniegelenkes.

Anmerkung: Wird die Innenrotation im Kniegelenk und die Innenrotation und Abduktion im Hüftgelenk verstärkt, wird der M biceps femoris am meisten gedehnt. Wird hingegen die Aussenrotation im Kniegelenk und die Aussenrotation und Abduktion im Hüftgelenk verstärkt, werden der M semimembranosus und M semitendinosus am meisten gedehnt.

3.1.2. Entspannung-Dehnung von Muskeln und anderen Strukturen, die *die Flexion* im Hüftgelenk bei gleichzeitig *flektiertem* Kniegelenk behindern (oder die Bewegung des Körpers in die entgegengesetzte Richtung zum Bein, d h mit „fixiertem" Bein).

Folgende Muskeln können in Betracht kommen:

a. M adductor magnus

Funktion: Streckt und adduziert im Hüftgelenk. Der vom Tuber ossis ischii kommende Anteil adduziert, streckt und innenrotiert im Hüftgelenk.

b. Übrige Hüftgelenksadduktoren

Funktion: Beugen, adduzieren und aussenrotieren im Hüftgelenk.

c. M gluteus maximus

Funktion: Streckt und aussenrotiert im Hüftgelenk. Die oberen Fasern abduzieren, die unteren Fasern adduzieren im Hüftgelenk.

3.1.2.1. Entspannung-Dehnung der Hüftgelenksstrecker (ausgenommen die hamstrings-ischiocrurale Gruppe-Kniebeugergruppe).

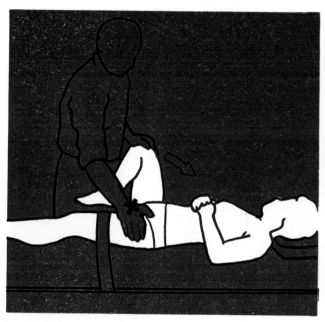 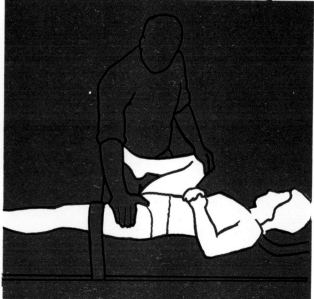

Fig 66 a. Ausgangsstellung.   Fig 66 b. Endstellung.

Ausgangsstellung: P in Rückenlage. Das linke Bein wird durch einen Gurt über dem Oberschenkel fixiert. Das rechte Bein ist im Hüft- und Kniegelenk gebeugt. T steht an der rechten Seite des P.

Handfassung: T fasst mit der linken Hand das rechte Knie — oder die Kniekehle — des P. Die rechte Hand fixiert das Becken und den Oberschenkel auf der linken Seite oder hält in der Höhe der rechten Kniekehle.

Ausführung: Mit dieser Handfassung langsam stufenweise maximale Beugung im Hüftgelenk.

3.1.3. Entspannung-Dehnung von Muskeln und anderen Strukturen, die *die Flexion, Adduktion* und *Innenrotation* im Hüftgelenk behindern (oder die Bewegung des Körpers in die entgegengesetzte Richtung zum Bein, d h mit „fixiertem'' Bein).

Folgende Muskeln können in Betracht kommen:

a. M gluteus maximus · Siehe Seite 79.

b. Hamstrings-ischiocrurale Gruppe · Siehe Seite 78.

c. M piriformis · **Funktion:** Abduziert, aussenrotiert und extendiert im Hüftgelenk. (Bis etwa 60° Flexion im Hüftgelenk.)

d. M quadratus femoris · **Funktion:** Adduziert, aussenrotiert und extendiert im Hüftgelenk.

e. Mm gluteus medius et minimus · Siehe Seite 91.

f. Alle übrige Muskeln, die in dieser Stellung die Flexion, Adduktion und Innenrotation im Hüftgelenk behindern. Siehe Muskelschema Seite 160.

3.1.3.1. Entspannung-Dehnung der Extensoren, Adduktoren und Aussenrotatoren im Hüftgelenk.

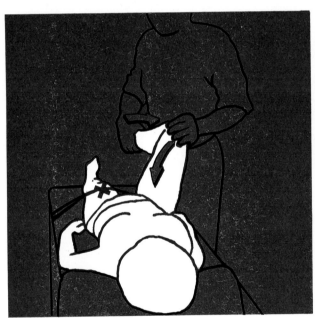 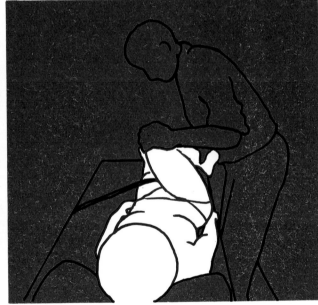

Fig 67 a. Ausgangsstellung. Fig 67 b. Endstellung.

Ausgangsstellung: P in Rückenlage. Das linke Bein wird mit einem Gurt über dem Oberschenkel fixiert. Das rechte Bein ist im Hüft- und Kniegelenk gebeugt. T steht neben dem P.

Handfassung: T fasst mit der linken Hand das rechte Knie und mit der rechten Hand den Unterschenkel des P etwas proximal des Fussgelenkes.

Ausführung: Mit dieser Handfassung langsam stufenweise maximale Flexion, Adduktion und Innenrotation im Hüftgelenk.

3.1.3.2. Entspannung-Dehnung der Extensoren, Abduktoren und Aussenrotatoren im Hüftgelenk. Das Hüftgelenk ist etwa 60° gebeugt. Hauptsächlich M piriformis.

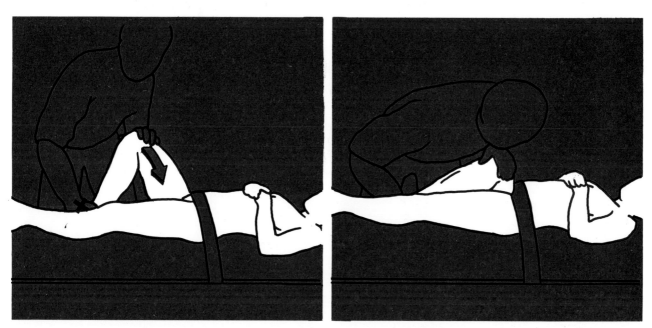

Fig 68 a. Ausgangsstellung.   Fig 68 b. Endstellung.

Ausgangsstellung: Der P in Rückenlage. Das Becken wird mit einem Gurt fixiert. Das linke Bein ist im Hüft- und Kniegelenk gestreckt. Das rechte Bein ist etwa 60° gebeugt im Hüft- und Kniegelenk. Der Fuss steht am Behandlungstisch auf der Medialseite des linken Beines. T steht an der rechten Seite des P.

Handfassung: T fasst mit der linken Hand das rechte Knie und mit der rechten Hand den Fuss des P.

Ausführung: Mit dieser Handfassung langsam stufenweise maximale Adduktion im Hüftgelenk.

3.1.4. Entspannung-Dehnung von Muskeln und anderen Strukturen, die *die Flexion, Adduktion* und *Aussenrotation* im Hüftgelenk behindern (oder die Bewegung des Körpers in die entgegengesetzte Richtung zum Bein, d h mit „fixiertem" Bein).

Folgende Muskeln können in Betracht kommen:

a. M gluteus maximus   Siehe Seite 79.

b. Hamstrings-ischiocrurale   Siehe Seite 78.
   Gruppe

c. Mm adductores   Siehe Seite 79, 83, 84, 89, 93 und nachfol-
                                         gende Seiten.

d. Alle übrigen Muskeln, die in dieser Stellung die Flexion, Adduktion und Aussenrotation im Hüftgelenk behindern. Siehe Muskelschema Seite 160.

3.1.4.1. Entspannung-Dehnung der Extensoren, Abduktoren und Innenrotatoren im Hüftgelenk.

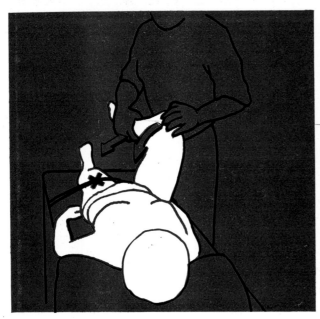 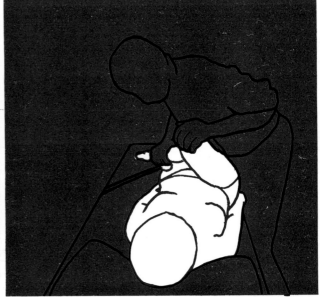

Fig 69 a. Ausgangsstellung.   Fig 69 b. Endstellung.

Ausgangsstellung: P in Rückenlage. Das linke Bein wird mit einem Gurt über dem Oberschenkel fixiert. Das rechte Bein ist im Hüft- und Kniegelenk gebeugt. T steht rechts neben dem
P.

Handfassung: T fasst mit der linken Hand über dem Knie und mit der rechten Hand den
Unterschenkel des P etwas proximal vom Fussgelenk.

Ausführung: Mit dieser Handfassung langsam stufenweise maximale Flexion, Adduktion und
Aussenrotation im Hüftgelenk.

3.1.5.   Entspannung-Dehnung von Muskeln und anderen Strukturen, die *die Flexion, Abduktion* und *Innenrotation* im Hüftgelenk behindern (oder die Bewegung des Körpers in die entgegengesetzte Richtung zum Bein, d h mit „fixiertem" Bein).

Folgende Muskeln können in Betracht kommen:

a. M gluteus maximus   Siehe Seite 79.

b. Hamstrings-ischiocrurale   Siehe Seite 78.
   Gruppe

c. Mm adductores   Siehe Seite 79, 83, 84, 89, 93 und nachfolgen-
                                      de Seiten.

d. Alle übrigen Muskeln, die in dieser Stellung die Flexion, Abduktion und Innenrotation im Hüftgelenk behindern. Siehe Muskelschema Seite 160.

3.1.5.1.   Entspannung-Dehnung der Extensoren, Adduktoren und Aussenrotatoren im Hüftgelenk.

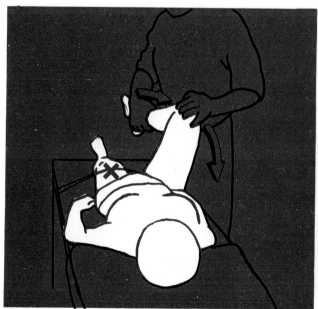

Fig 70 a. Ausgangsstellung.

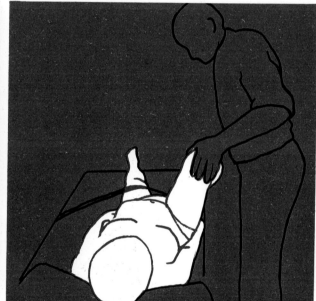

Fig 70 b. Endstellung.

Ausgangsstellung: P in Rückenlage. Das linke Bein wird mit einem Gurt über dem Oberschenkel fixiert. Das rechte Bein ist im Hüft- und Kniegelenk gebeugt. T steht an der rechten Seite des P.

Handfassung: T fasst mit der linken Hand über dem Knie und mit der rechten Hand den Unterschenkel des P etwas proximal vom Fussgelenk.

Ausführung: Mit dieser Handfassung langsam stufenweise maximale Flexion, Abduktion und Innenrotation im Hüftgelenk.

3.1.6. Entspannung-Dehnung von Muskeln und anderen Strukturen, die *die Flexion, Abduktion* und *Aussenrotation* im Hüftgelenk behindern (oder die Bewegung des Körpers in die entgegengesetzte Richtung zum Bein, d h mit „fixiertem" Bein).

Folgende Muskeln können in Betracht kommen:

a. M gluteus medius   Siehe Seite 91.

b. Hamstrings-ischiocrurale   Siehe Seite 78.
   Gruppe

c. Mm adductores   Siehe Seite 79, 83, 84, 89, 93 und nachfolgen-
                                   de Seiten.

d. Alle übrigen Muskeln, die in dieser Stellung die Flexion, Abduktion und Aussenrotation im Hüftgelenk behindern. Siehe Muskelschema Seite 160.

3.1.6.1. Entspannung-Dehnung der Extensoren, Adduktoren und Innenrotatoren im Hüftgelenk.

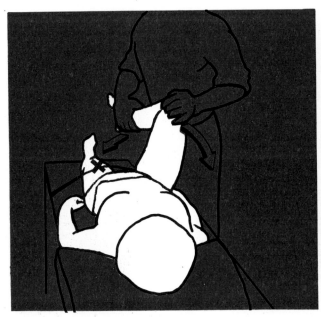

Fig 71 a. Ausgangsstellung.

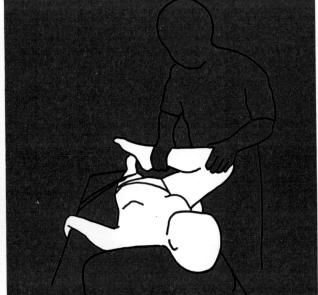

Fig 71 b. Endstellung.

Ausgangsstellung: P in Rückenlage. Das linke Bein wird mit einem Gurt über dem Oberschenkel fixiert. Das rechte Bein ist im Hüft- und Kniegelenk gebeugt. T steht auf der rechten Seite des P.

Handfassung: T fasst mit der linken Hand über dem Knie und mit der rechten den Unterschenkel des P etwas proximal des Fussgelenkes.

Ausführung: Mit dieser Handfassung langsam stufenweise maximale Flexion, Abduktion und Aussenrotation im Hüftgelenk.

3.1.7. Entspannung-Dehnung von Muskeln und anderen Strukturen, die *die Extension-Hyperextension* im Hüftgelenk behindern (oder die Bewegung des Körpers in die entgegengesetzte Richtung zum Bein, d h mit „fixiertem" Bein).

Folgende Muskeln können in Betracht kommen:

a. M iliopsoas — **Funktion:** Beugt, aussenrotiert und abduziert oder adduziert im Hüftgelenk. (Abhängig von der maximalen Endlage).

b. M rectus femoris — **Funktion:** Streckt im Kniegelenk und beugt im Hüftgelenk.

c. M pectineus — **Funktion:** Beugt, adduziert und aussenrotiert im Hüftgelenk.

d. M adductor longus — Siehe Seite 93.

e. M adductor brevis — Siehe Seite 93.

f. M adductor magnus — Siehe Seite 79.

3.1.7.1. Entspannung-Dehnung des M iliopsoas.

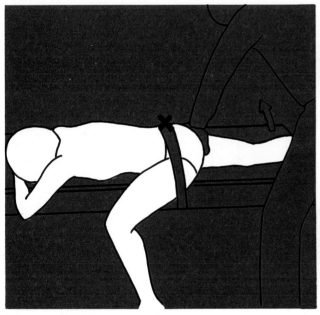 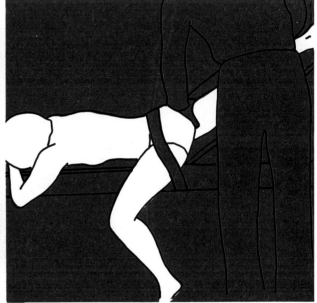

Fig 72 a. Ausgangsstellung.   Fig 72 b. Endstellung.

Ausgangsstellung: P in Bauchlage. Das linke Bein hängt über den Rand des Behandlungstisches, der Fuss steht am Boden. Um eine Beugung im Hüftgelenk und eine Kyphose in der LWS — zur Vermeidung von Lordoseschmerzen in der LWS — zu erreichen, wird der Fuss am Boden in Richtung kranial verschoben. T kann mit seinem linken Fuss den linken Fuss des P in dieser Stellung fixieren (um ein Ausweichen beim Dehnen zu verhindern). Das Becken wird mit einem Gurt fixiert. Eventuell kann P eine Rolle oder ein Kissen unter dem Bauch haben, um den Effekt des Dehnens noch mehr zu verstärken. Die Rolle oder das Kissen stützt gleichzeitig die LWS von ventral. T steht an der linken Seite des P.

Handfassung: Die rechte Hand des T reguliert das Fussende des Behandlungstisches. Die linke Hand liegt am rechten Tuber ossis ischii des P.

Ausführung: Mit dieser Handfassung langsam stufenweise maximale Extension im Hüftgelenk, indem das Fussende des Behandlungstisches mehr und mehr angehoben wird.

Anmerkung: Falls ein derartiger Behandlungstisch nicht zugänglich ist, kann T stattdessen das Bein des P mehr anheben.

Um eine maximale Dehnung des M iliopsoas zu erreichen, liegt P in Bauchlage mit Lateral-flexion im thoracolumbalen Übergang und der LWS zur entgegengesetzten Seite. Ausserdem wird das zu dehnende Bein in Adduktion und maximale Innenrotation gelegt.

3.1.7.2. Maximale Entspannung-Dehnung des M iliopsoas.

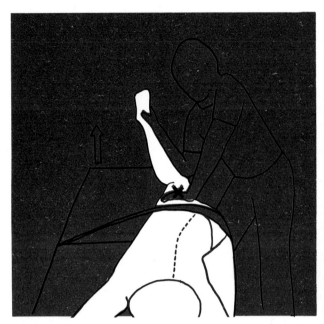 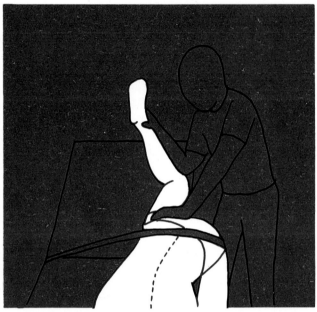

Fig 73 a. Ausgangsstellung.   Fig 73 b. Endstellung.

Ausgangsstellung: P in Bauchlage, Lateralflexion im thoracolumbalen Übergang und in der LWS nach links. Das rechte Bein ist adduziert und maximal innenrotiert im Hüftgelenk, gebeugt im Kniegelenk. Der linke Fuss steht am Boden neben dem Behandlungstisch. T kann mit seinem linken Fuss den linken Fuss des P in dieser Stellung fixieren (um ein Ausweichen während des Dehnens zu verhindern). Das Becken ist mit einem Gurt fixiert. Eventuell kann P eine Rolle oder ein Kissen unter dem Bauch haben, um den Effekt des Dehnens zu verstärken. Die Rolle oder das Kissen stützt ebenso die LWS von ventral. Um Lordoseschmerzen in der LWS zu ver-hindern, wird der linke Fuss möglichst weit in Richtung kranial geschoben, sodass das Hüft-gelenk gebeugt ist und die Lendenlordose abgeflacht. T steht an der linken Seite des P.

Handfassung: T fasst mit der rechten Hand etwas proximal des Fussgelenkes, der Unterarm liegt entlang der Medialseite des Unterschenkels. Die linke Hand fixiert über dem rechten Tuber ossis ischii.

Ausführung: T hebt mit der linken Hand das Fussende des Behandlungstisches mehr und mehr an, während die rechte Hand den oben beschriebenen Griff beibehält. Falls der Gurt während der Schlussdehnung nicht ausreichend fixiert, legt T seine linke Hand auf das rechte Tuber ossis ischii und presst das Becken gegen den Behandlungstisch.

Alternative Ausführung: Die Stellung der fixierenden Hand bleibt unverändert, aber T stützt das Bein des P mit seiner rechten Schulter, sodass er mit der rechten Hand das Fussende des Behandlungstisches anheben kann.

3.1.7.3. Entspannung-Dehnung des M rectus femoris.

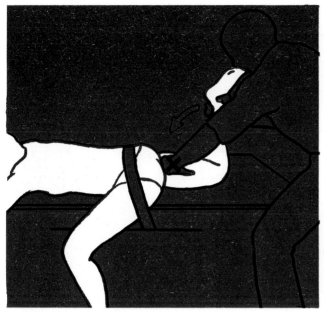 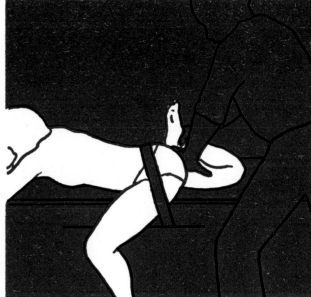

Fig 74 a. Ausgangsstellung.   Fig 74 b. Endstellung.

Ausgangsstellung: P in Bauchlage. Der linke Fuss steht am Boden neben dem Behandlungstisch und zwar so weit in Richtung kranial, dass die LWS kyphosiert wird. T kann mit seinem linken Fuss den linken Fuss des P in dieser Stellung fixieren (um ein Ausweichen während des Dehnens zu verhindern). Das Becken — Ursprung des Rectus femoris — wird mit einem Gurt fixiert. T steht an der linken Seite des P.

Handfassung: T fasst mit der rechten Hand den Unterschenkel etwas proximal des Fussgelenkes. Die linke Hand fixiert etwas distal des Tuber ossis ischii.

Ausführung: Mit dieser Handfassung langsam stufenweise maximale Flexion im Kniegelenk, bis die Ferse das Gesäss berührt.

Anmerkung: In dieser Lage verursacht die Kontraktion der Antagonisten oft einen Krampf und sollte deshalb vermieden werden.

3.1.7.4. Maximale Entspannung-Dehnung des M rectus femoris.

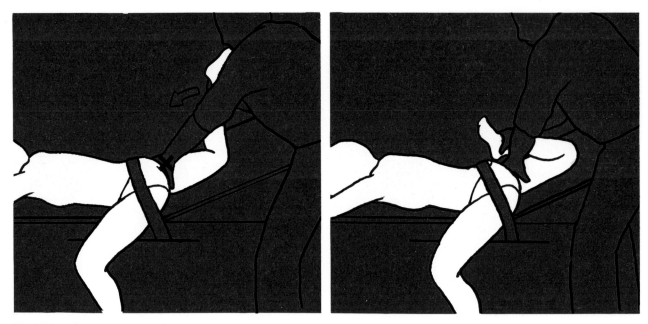

Fig 75 a. Ausgangsstellung.   Fig 75 b. Endstellung.

Ausgangsstellung: P in Bauchlage. Der linke Fuss steht arn Boden neben dem Behandlungstisch und zwar so weit in Richtung kranial, dass die LWS kyphosiert wird. T kann mit seinem linken Fuss den linken Fuss des P in dieser Stellung fixieren. Das Becken — Ursprung des M rectus femoris — wird mit einem Gurt fixiert. Das rechte Hüftgelenk wird maximal hyperextendiert, indem das Fussende des Behandlungstisches angehoben wird. T steht an der linken Seite des P.

Handfassung: T fasst mit der rechten Hand den Unterschenkel etwas proximal des Fussgelenkes. Die linke Hand fixiert etwas distal vom Tuber ossis ischii.

Ausführung: Mit dieser Handfassung langsam stufenweise maximale Flexion im Kniegelenk, bis die Ferse das Gesäss berührt.

Anmerkung: In dieser Lage verursacht eine Kontraktion der Antagonisten oft einen Krampf und sollte daher vermieden werden.

3.1.7.5. Entspannung-Dehnung des M pectineus, der Mm adductor longus, brevis und magnus.

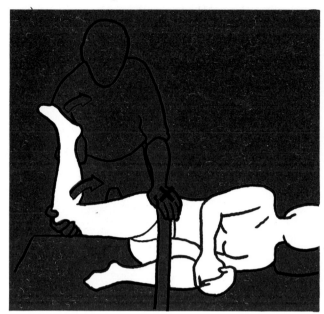 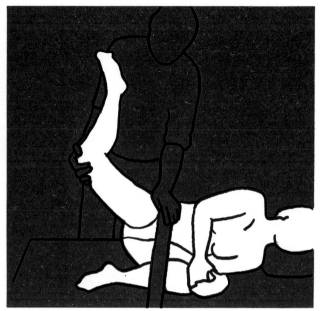

Fig 76 a. Ausgangsstellung.   Fig 76 b. Endstellung.

Ausgangsstellung: P liegt auf der linken Seite. Das linke Hüft- und Kniegelenk sind maximal gebeugt und P umfasst selbst das linke Knie mit beiden Händen. Das Becken wird etwas proximal des Trochanter major mit einem Gurt fixiert. Das rechte Hüftgelenk ist maximal gestreckt und innenrotiert. T steht hinter dem P.

Handfassung: T hält mit der rechten Hand und mit dem Unterarm das Knie bzw den Unterschenkel des P. Mit der linken Hand kontrolliert T, dass sich die Beckenstellung während des Dehnens nicht verändert.

Ausführung: Mit dieser Handfassung langsam stufenweise maximale Abduktion im Hüftgelenk.

Anmerkung: Bei gestrecktem Kniegelenk können sowohl die kurzen Adduktoren als auch der M gracilis gleichzeitig gedehnt werden. Bei gebeugtem Kniegelenk wird der M gracilis ausgeschaltet. Je nach Bedarf kann die Abduktion in verschiedenen Graden der Aussen- und Innenrotation, Flexion und Extension ausgeführt werden. Dabei kann es notwendig werden, sowohl die Ausgangsstellung als auch die Handfassung zu verändern.

Beachte: Wird das Hüftgelenk maximal extendiert, abduziert und innenrotiert, wird es in einer ,,close packed position'' verriegelt.

3.1.8. Entspannung-Dehnung von Muskeln und anderen Strukturen, die *die Extension-Hyperextension, Adduktion* und *Innenrotation* im Hüftgelenk behindern (oder die Bewegung des Körpers in die entgegengesetzte Richtung zum Bein, d h mit „fixier-tem'' Bein).

Folgende Muskeln können in Betracht kommen:

a. M gluteus medius   Siehe Seite 91.

b. M gluteus minimus   Siehe Seite 91.

c. Tiefe Hüftgelenksmuskeln, d h alle die flektieren, abduzieren und aussenrotieren.

d. M tensor fasciae latae   Siehe Seite 91 und 92.

e. M iliopsoas   Siehe Seite 85 und 86.

f. M sartorius   **Funktion:** Beugt, abduziert und aussenrotiert im Hüftgelenk. Beugt und innenrotiert im Kniegelenk.

3.1.8.1. Entspannung-Dehnung der tiefen Hüftgelenksmuskeln.

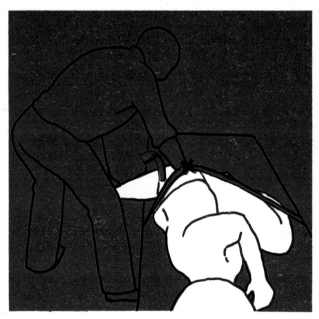 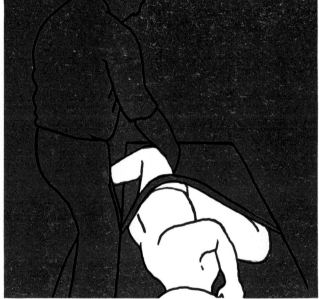

Fig 77 a. Ausgangsstellung.   Fig 77 b. Endstellung.

Ausgangsstellung: P liegt auf der rechten Seite mit etwa 90° Beugung im linken Hüft- und Kniegelenk. Das rechte Hüftgelenk ist gestreckt, das Kniegelenk etwa 90° gebeugt. Das Becken wird mit einem Gurt fixiert. Zur Stütze des Beckens und der LWS kann es notwendig sein, ein festes Kissen in der Taille unterzulegen. T steht hinter dem P.

Handfassung: T fasst mit der rechten Hand im Bereich Knie-Oberschenkel von ventral. Die linke Hand fasst den Unterschenkel des P etwas proximal vom Fussgelenk.

Ausführung: Mit dieser Handfassung langsam stufenweise maximale Extension, Adduktion und Innenrotation im Hüftgelenk.

Anmerkung: Hierbei wird auch der M iliopsoas gedehnt. Dabei kann man zur Verstärkung des Effektes den Oberkörper des Patienten in Seitbeugung nach links bringen und etwas ventral-flektieren in der LWS. (Siehe auch Seite 86.) Der M sartorius wird wie oben gedehnt, jedoch bei *gestrecktem* Kniegelenk.

3.1.9. Entspannung-Dehnung von Muskeln und anderen Strukturen, die *die Extension-Hyperextension, Adduktion* und *Aussenrotation* im Hüftgelenk behindern (oder die Bewegung des Körpers in die entgegengesetzte Richtung zum Bein, d h mit „fixiertem" Bein).

Folgende Muskeln können in Betracht kommen:

a. M gluteus medius   **Funktion:** Ventraler Anteil: Beugt, abduziert und innenrotiert im Hüftgelenk.

Mittlerer Anteil: Abduziert im Hüftgelenk.

Dorsaler Anteil: Streckt, abduziert und aussenrotiert im Hüftgelenk.

b. M gluteus minimus   **Funktion:** Siehe M gluteus medius.

c. M tensor fasciae latae   **Funktion:** Beugt, abduziert und innenrotiert im Hüftgelenk. Streckt und aussenrotiert im Kniegelenk. (Siehe auch Seite 110.)

3.1.9.1. Entspannung-Dehnung der Mm gluteus medius und minimus.

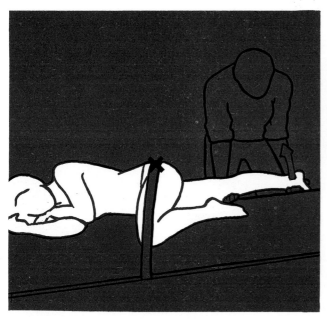 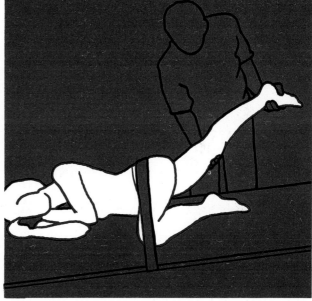

Fig 78 a. Ausgangsstellung.   Fig 78 b. Endstellung.

Ausgangsstellung: P liegt auf der rechten Seite mit etwa 90° Beugung im linken Knie- und Hüftgelenk. Zur Stütze des Beckens und der LWS kann es notwendig sein, ein festes Kissen in der Taille unterzulegen. T steht hinter dem P.

Handfassung: T fasst mit der linken Hand über dem Fussgelenk — Vorfuss des P von dorsal-lateral kommend, die rechte Hand fasst etwas proximal des Kniegelenkes von dorsal-lateral.

Ausführung: Mit dieser Handfassung langsam stufenweise maximale Adduktion im Hüftgelenk.

Anmerkung: Um die ventralen Anteile der Mm gluteus medius und minimus zu dehnen, muss das Hüftgelenk in Extension und Aussenrotation gehalten werden. Um die dorsalen Anteile der Mm gluteus medius und minimus zu dehnen, muss das Hüftgelenk in leichter Flexion und Innenrotation gehalten werden.

3.1.9.2. Entspannung-Dehnung des M tensor fasciae latae.

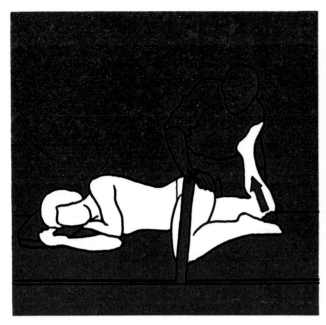 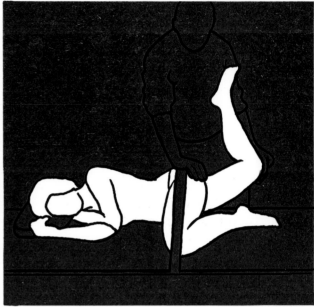

Fig 79 a. Ausgangsstellung.　　　　　　　　Fig 79 b. Endstellung.

Ausgangsstellung: P liegt auf der rechten Seite mit etwa 90° Beugung im linken Hüft- und Kniegelenk. Das rechte Bein ist im Hüftgelenk gestreckt und aussenrotiert, etwa 90° gebeugt im Kniegelenk. Das Becken wird mit einem Gurt fixiert. Zur Stütze des Beckens und der LWS kann es notwendig sein, ein festes Kissen in der Taille unterzulegen. T steht hinter dem P.

Handfassung: T fasst mit der linken Hand das rechte Knie von lateral kommend, der Unterarm liegt entlang der Lateralseite des Unterschenkels. Die rechte Hand fixiert das Becken des P.

Ausführung: Mit dieser Handfassung langsam stufenweise maximale Extension, Adduktion und Aussenrotation im Hüftgelenk.

3.1.10. Entspannung-Dehnung von Muskeln und anderen Strukturen, die *die Extension-Hyperextension, Abduktion* und *Innenrotation* im Hüftgelenk behindern.
Folgende Muskeln können in Betracht kommen:

a. M pectineus   Siehe Seite 85 und 89.

b. M adductor brevis   **Funktion:** Adduziert, aussenrotiert und beugt im Hüftgelenk.

c. M adductor longus   **Funktion:** Adduziert, aussenrotiert und beugt im Hüftgelenk.

d. M iliopsoas   Siehe Seite 85 und 86.

3.1.10.1. Entspannung-Dehnung des M pectineus, M adductor brevis, M adductor longus und M iliopsoas.

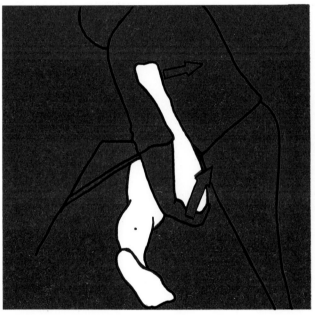 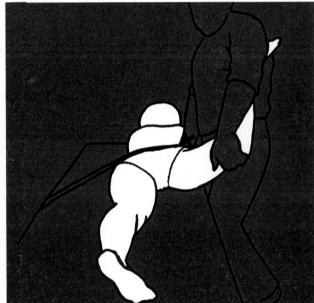

Fig 80 a. Ausgangsstellung.   Fig 80 b. Endstellung.

Ausgangsstellung: P in Bauchlage. Das Becken wird mit einem Gurt fixiert. T steht auf der rechten Seite neben dem P.

Handfassung: T fasst mit der linken Hand das rechte Kniegelenk von medial, die Innenseite des linken Armes liegt entlang dem Unterschenkel. Die rechte Hand fixiert das Os ilium.

Ausführung: Mit dieser Handfassung langsam stufenweise maximale Extension, Innenrotation und Abduktion im Hüftgelenk.

Anmerkung: Für eine effektivere Fixierung des Beckens kann das linke Bein des P seitlich neben den Behandlungstisch mit dem Fuss am Boden placiert werden, sodass die LWS kyphosiert wird. Zur Erleichterung des Dehnens, kann man das Fussende des Behandlungstisches anheben (siehe Seite 85). Damit verändert sich aber auch die Handfassung des T.

3.1.11. Entspannung-Dehnung von Muskeln und anderen Strukturen, die *die Extension-Hyperextension, Abduktion* und *Aussenrotation* im Hüftgelenk behindern (oder die Bewegung des Körpers in die entgegengesetzte Richtung zum Bein, d h mit „fixiertem" Bein).

Folgende Muskeln können in Betracht kommen:

a. M pectineus   Siehe Seite 85 und 89.

b. M adductor magnus   **Funktion:** Siehe Seite 79.

c. M gracilis   **Funktion:** Adduziert, beugt und innenrotiert im Hüftgelenk. Beugt und innenrotiert im Kniegelenk.

d. M adductor brevis   **Funktion:** Siehe Seite 93.

e. Alle übrigen Muskeln, die in dieser Stellung die Extension-Hyperextension, Abduktion und Aussenrotation im Hüftgelenk behindern. Siehe Muskelschema Seite 160.

3.1.11.1. Entspannung-Dehnung der Mm adductores, bilateral. Rückenlage.

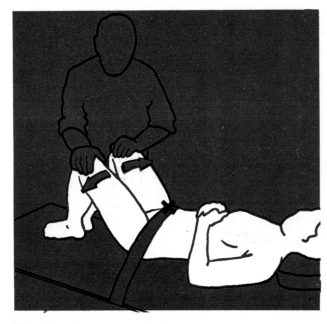 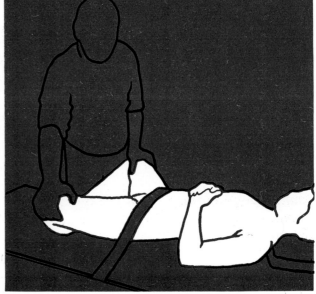

Fig 81 a. Ausgangsstellung.   Fig 81 b. Endstellung.

Ausgangsstellung: P in Rückenlage. Beide Beine sind im Hüft- und Kniegelenk gebeugt und mit den Füssen am Behandlungstisch. Das Becken wird mit einem Gurt fixiert. Eine Abschwächung der Lendenlordose erreicht man durch Ventralflexion in der LWS, indem der Oberkörper angehoben wird. T steht seitlich neben dem P.

Handfassung: Der T hält seine Hände auf den Knien des P.

Ausführung: Mit dieser Handfassung langsam stufenweise maximale Abduktion in den Hüftgelenken.

+ gracilis

3.1.11.2.   Entspannung-Dehnung der Mm adductores. Rückenlage.

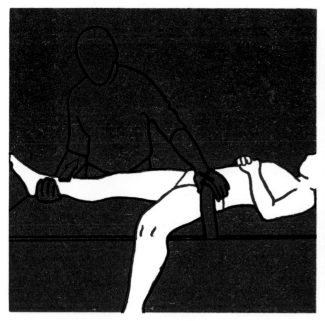 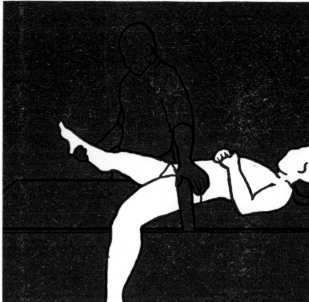

Fig 82 a. Ausgangsstellung.   Fig 82 b. Endstellung.

Ausgangsstellung: P in Rückenlage. Das Becken ist mit einem Gurt fixiert. Das linke Bein ist gestreckt und abduziert im Hüftgelenk. Der Unterschenkel kann zur Stabilisierung des Beckens über den Rand des Behandlungstisches hängen. Zur Abschwächung der Lendenlordose kann der Oberkörper angehoben werden — Ventralflexion in der LWS. T steht an der rechten Seite des P.

Handfassung: T fasst mit der rechten Hand den Unterschenkel des P etwas proximal des Fussgelenkes. Die linke Hand fixiert und kontrolliert das Becken auf der linken Seite.

Ausführung: Mit dieser Handfassung langsam stufenweise maximale Abduktion im Hüftgelenk.

Anmerkung: Je nach Bedarf und Möglichkeit kann T das Bein in verschiedenen Graden der Innen- oder Aussenrotation halten. Das Bein darf bei der Abduktion nicht im Hüftgelenk gebeugt werden! Ist das Becken ausreichend fixiert, kann T beide Arme für die Abduktion anwenden.

3.1.11.3. Entspannung-Dehnung der Mm adductores. Rückenlage mit etwa 45° Flexion im Hüftgelenk (im Wesentlichen die langen Adduktoren mit Ausnahme des M gracilis).

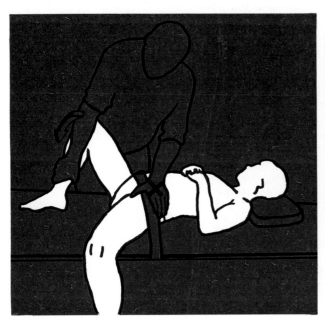 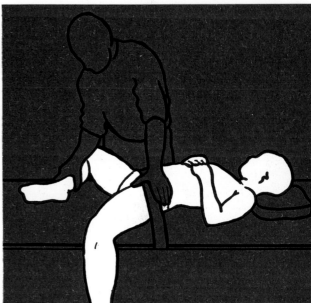

Fig 83 a. Ausgangsstellung.   Fig 83 b. Endstellung.

Ausgangsstellung: P in Rückenlage. Das linke Bein ist gestreckt und abduziert im Hüftgelenk. Der Unterschenkel kann zur Stabilisierung des Beckens über den Rand des Behandlungstisches hängen. Ausserdem wird das Becken mit einem Gurt fixiert. Das rechte Bein ist etwa 45° im Hüftgelenk gebeugt, der rechte Fuss steht am Behandlungstisch. Um die Lendenlordose zu vermindern, kann der Oberkörper angehoben werden — Ventralflexion in der LWS. T steht an der rechten Seite des P.

Handfassung: T fasst mit der rechten Hand den Unterschenkel des P etwas proximal vom Fussgelenk. Der Unterarm stützt sich auf die Medialseite des Unterschenkels des P. Die linke Hand fixiert und kontrolliert das Becken auf der linken Seite.

Ausführung: Mit dieser Handfassung langsam stufenweise maximale Abduktion im Hüftgelenk.

Anmerkung: Je nach Bedarf und Möglichkeit kann T bei mehr oder weniger starker Abduktion dehnen, indem er den Fuss des P am Behandlungstisch verschiebt.

3.1.11.4. Entspannung-Dehnung der Mm adductores. P in Rückenlage mit etwa 90° Flexion im Hüftgelenk.

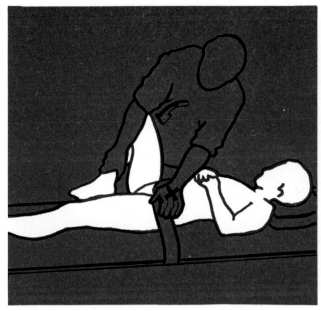 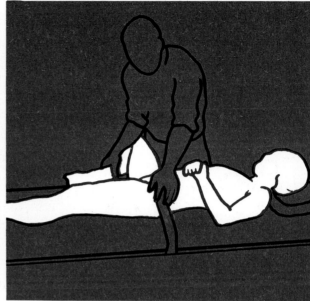

Fig 84 a. Ausgangsstellung.   Fig 84 b. Endstellung.

Ausgangsstellung: P in Rückenlage. Das linke Bein ist gestreckt und abduziert im Hüftgelenk. Der Unterschenkel kann zur Stabilisierung des Beckens über den Rand des Behandlungstisches hängen. Ausserdem wird das Becken mit einem Gurt fixiert. Das rechte Bein ist 90° im Hüftgelenk gebeugt. Um die Lendenlordose zu vermindern, kann der Oberkörper angehoben werden — Ventralflexion in der LWS. T steht an der rechten Seite des P.

Handfassung: T fasst mit der rechten Hand den Unterschenkel des P etwas proximal vom Fussgelenk. Der Unterarm stützt sich auf die Medialseite des Unterschenkels. Die linke Hand fixiert und kontrolliert das Becken auf der linken Seite.

Ausführung: Mit dieser Handfassung langsam stufenweise maximale Abduktion im Hüftgelenk.

Anmerkung: T kann bei verschiedenen Graden der Innen- oder Aussenrotation dehnen, je nachdem wo es am meisten spannt. Im Bereich Hyperextension bis etwa 60° Flexion wirken die Adduktoren als Hüftbeuger und werden am besten in Innenrotation gedehnt. Im Bereich von etwa 60° bis zu maximaler Flexion wirken die Adduktoren als Hüftgelenksstrecker und werden am besten in Aussenrotation gedehnt.

98

3.1.11.5. Entspannung-Dehnung der Mm adductores. P in Rückenlage mit maximaler Flexion im Hüftgelenk.

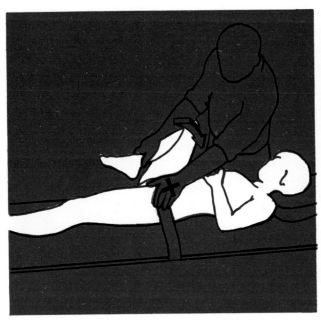 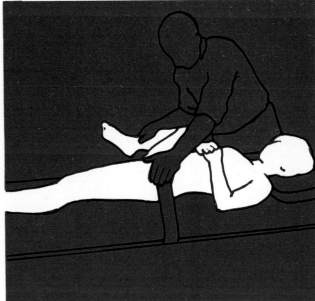

Fig 85 a. Ausgangsstellung.   Fig 85 b. Endstellung.

Ausgangsstellung: P in Rückenlage. Das linke Bein ist gestreckt und abduziert im Hüftgelenk. Der Unterschenkel kann zur Stabilisierung des Beckens über den Rand des Behandlungstisches hängen. Ausserdem wird das Becken mit einem Gurt fixiert. Das rechte Bein ist maximal gebeugt im Hüftgelenk. Zur Abschwächung der Lendenlordose kann der Oberkörper angehoben werden — Ventralflexion in der LWS. T steht an der rechten Seite des P.

Handfassung: T fasst mit der rechten Hand den Unterschenkel des P etwas proximal vom Fussgelenk. Der Unterarm stützt sich auf die Medialseite des Unterschenkels.

Ausführung: Mit dieser Handfassung langsam stufenweise maximale Abduktion im Hüftgelenk.

Anmerkung: Je nach Bedarf und Möglichkeit kann T in verschiedenen Graden der Aussenrotation dehnen.

3.1.11.6. Entspannung-Dehnung der Mm adductores. P in Bauchlage mit etwa 45° Flexion im Hüftgelenk (im Wesentlichen die langen Adduktoren mit Ausnahme des M gracilis).

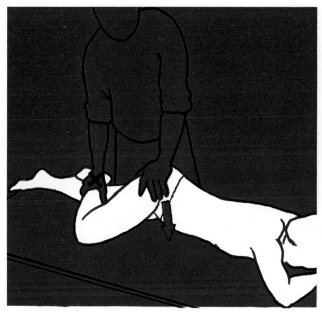 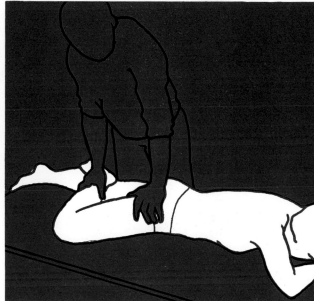

Fig 86 a. Ausgangsstellung.   Fig 86 b. Endstellung.

Ausgangsstellung: P in Bauchlage. Etwa 45° Flexion im Hüftgelenk und etwa 90° Flexion im Kniegelenk. T steht an der linken Seite des P.

Handfassung: T fasst mit der rechten Hand den Unterschenkel des P etwas proximal vom Fussgelenk, um die Rotation im Hüftgelenk zu kontrollieren und regulieren. Die linke Hand legt er über den Trochanter major auf der rechten Seite.

Ausführung: Mit dieser Handfassung langsam stufenweise maximale Abduktion im Hüftgelenk. indem das Becken des P so rotiert wird. dass die Innenseite des Oberschenkels gegen den Behandlungstisch gedrückt wird.

Anmerkung: Kann auch mit Hilfe eines Gurtes ausgeführt werden (siehe Seite 102).

3.1.11.7. Entspannung-Dehnung der Mm adductores. P in Bauchlage mit etwa 90° Flexion im Hüftgelenk.

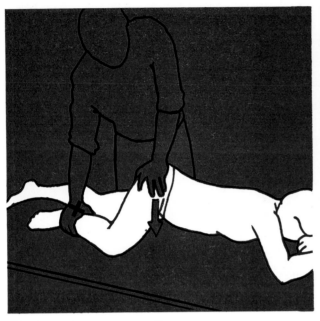 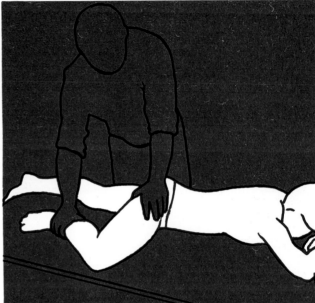

Fig 87 a. Ausgangsstellung. Fig 87 b. Endstellung.

Ausgangsstellung: P in Bauchlage. Etwa 90° Flexion im Hüftgelenk und etwa 90° Flexion im Kniegelenk. T steht an der linken Seite des P.

Handfassung: T fasst mit der rechten Hand den Unterschenkel des P etwas proximal vom Fussgelenk, um die Rotation im Hüftgelenk zu kontrollieren und regulieren. Die linke Hand liegt am Trochanter major auf der rechten Seite.

Ausführung: Mit dieser Handfassung langsam stufenweise maximale Abduktion im Hüftgelenk, indem das Becken des P so rotiert wird, dass die Innenseite des Oberschenkels gegen den Behandlungstisch gedrückt wird.

Anmerkung: Kann auch mit Hilfe eines Gurtes ausgeführt werden (siehe Seite 102).

3.1.11.8. Entspannung-Dehnung der Mm adductores. P in Bauchlage mit maximaler Flexion im Hüftgelenk.

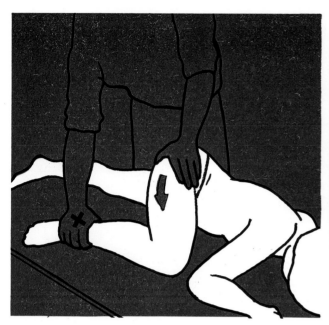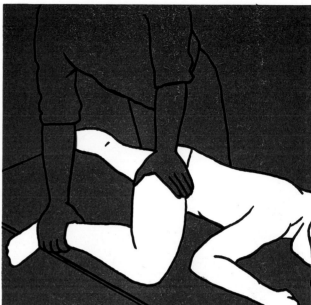

Fig 88 a. Ausgangsstellung.　　　　　　　Fig 88 b. Endstellung.

Ausgangsstellung: P in Bauchlage. Maximale Flexion im Hüftgelenk und etwa 130° Flexion im Kniegelenk. T steht an der linken Seite des P.

Handfassung: T fasst mit der rechten Hand den Unterschenkel des P etwas proximal vom Fussgelenk, um die Rotation im Hüftgelenk zu kontrollieren und regulieren. Die linke Hand liegt über dem Trochanter major auf der rechten Seite.

Ausführung: Mit dieser Handfassung langsam stufenweise maximale Abduktion im Hüftgelenk, indem das Becken des P so rotiert wird, dass die Innenseite des Oberschenkels gegen den Behandlungstisch gedrückt wird.

Anmerkung: Kann auch mit Hilfe eines Gurtes ausgeführt werden (siehe Seite 102).

3.1.11.9. Entspannung-Dehnung der Mm adductores mit Hilfe eines Gurtes. P in Bauchlage.

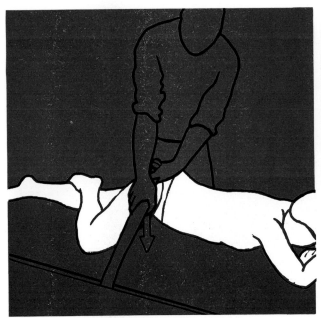 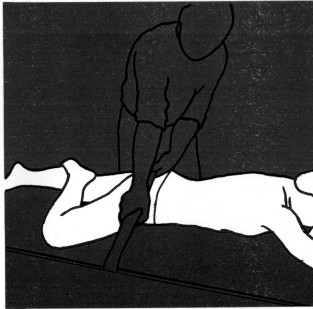

Fig 89 a. Ausgangsstellung.   Fig 89 b. Endstellung.

Ausgangsstellung: P in Bauchlage. Das Hüft- und Kniegelenk ist je nach Bedarf gebeugt. Der Gurt geht um den Behandlungstisch und über das Becken des P in Höhe des Trochanter major. T steht an der linken Seite des P.

Handfassung: T fasst mit der rechten Hand die Spange des Gurtes, mit der linken Hand das freie Ende nahe der Spange.

Ausführung: T spannt den Gurt an. Während des Kommandos „Halten" presst P das Becken gegen den Gurt, indem er im rechten Hüftgelenk adduziert. Während des Kommandos „Locker-lassen" entspannt P und T zieht den Gurt so an, dass die Innenseite des rechten Oberschenkels und die Hüfte auf den Behandlungstisch gepresst werden. Das wird bis zu einem zufrieden-stellenden Resultat wiederholt.

Anmerkung: Diese Technik empfiehlt sich besonders bei starken P. Das Ausmass der Beugung im Hüftgelenk variiert je nach Bedarf.

3.1.11.10. Entspannung-Dehnung der Mm adductores (inklusive M gracilis). P in Seitenlage.

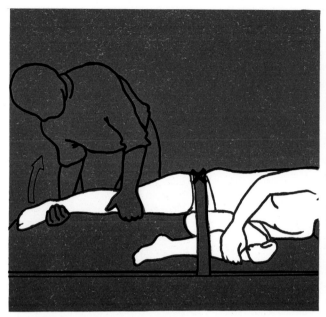

Fig 90 a. Ausgangsstellung.

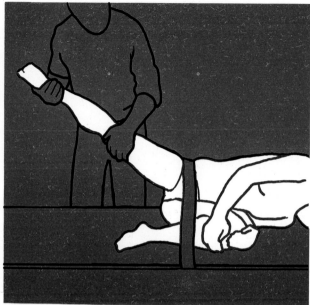

Fig 90 b. Endstellung.

Ausgangsstellung: P liegt auf der linken Seite. Das linke Bein ist im Hüft- und Kniegelenk maximal gebeugt. Das rechte Bein ist gestreckt. Das Becken wird mit einem Gurt fixiert. T steht hinter dem P.

Handfassung: T fasst mit der rechten Hand das Fussgelenk und die Ferse des P von dorsal kommend. Mit der linken Hand fasst er das Knie und den Oberschenkel von Ventralseite.

Ausführung: Mit dieser Handfassung langsam stufenweise maximale Abduktion, Innenrotation und Extension im Hüftgelenk.

Anmerkung: Siehe auch Seite 89.

Bei max. Dehnung des M. gracilis
kann es notwendig sein, das Hüftgelenk
nach innen zu rotieren.

3.1.12. Entspannung-Dehnung von Muskeln und anderen Strukturen, die *die Innenrotation* im Hüftgelenk behindern (oder die Bewegung des Körpers in die entgegengesetzte Richtung zum Bein, d h mit „fixiertem" Bein).

In Betracht kommen sämtliche Muskeln, die im Hüftgelenk aussenrotieren. Siehe Muskelschema Seite 160.

3.1.12.1. Entspannung-Dehnung von Muskeln, die die Innenrotation im Hüftgelenk behindern, wenn das Kniegelenk etwa 90° gebeugt ist.

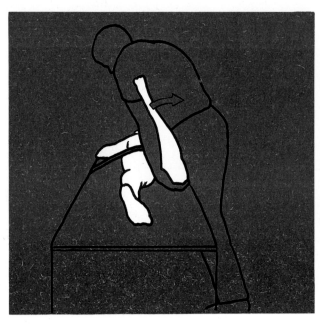
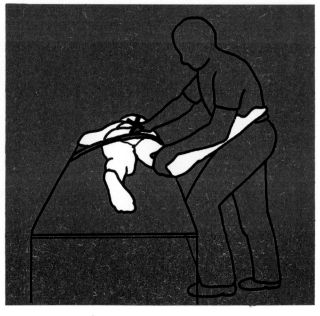

Fig 91 a. Ausgangsstellung. Fig 91 b. Endstellung.

Ausgangsstellung: P in Bauchlage mit etwa 90° Flexion im Kniegelenk. Das Becken wird mit einem Gurt fixiert. T steht an der rechten Seite des P.

Handfassung: T fasst mit der linken Hand das Knie und den Oberschenkel des P. Der Unterarm liegt entlang dem Unterschenkel. Die rechte Hand fixiert über dem rechten Ilium und Sacrum.

Ausführung: Mit dieser Handfassung langsam stufenweise maximale Innenrotation im Hüftgelenk.

Anmerkung: Während der allmählichen Vergrösserung des Bewegungsausschlages wird auch die Abduktion im Hüftgelenk verstärkt. Ist das Kniegelenk in solchem Zustand, dass der Unterschenkel nicht als Hebelarm ausgenützt werden kann, umfasst der T mit beiden Händen den Oberschenkel des P (siehe Seite 106).

3.1.12.2. Entspannung-Dehnung von Muskeln, die die Innenrotation im Hüftgelenk behindern. Ausführung mit gestrecktem Kniegelenk. Anzuwenden, wenn das Kniegelenk zwar in gestreckter aber nicht in gebeugter Stellung während des Dehnens belastet werden kann.

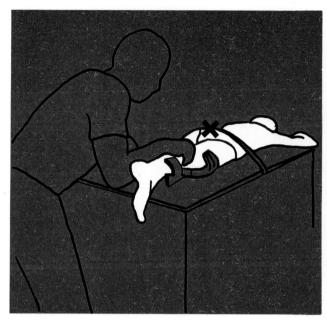

Fig 92 a. Ausgangsstellung.

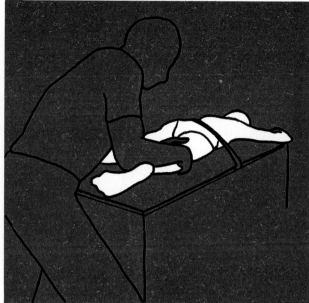

Fig 92 b. Endstellung.

Ausgangsstellung: P in Bauchlage. Das Becken wird mit einem Gurt fixiert. T steht frontal am Fussende des P.

Handfassung: T fasst mit der linken Hand den Oberschenkel des P etwas proximal des Kniegelenkes, mit der rechten Hand den Unterschenkel etwas distal des Kniegelenkes. Der rechte Unterarm liegt entlang der Medialseite des Unterschenkels mit dem Ellbogen medial der Ferse.

Ausführung: Mit dieser Handfassung langsam stufenweise maximale Innenrotation im Hüftgelenk. Während der Bewegungsausschlag allmählich vergrössert wird, wird auch die Abduktion im Hüftgelenk verstärkt.

3.1.12.3. Entspannung-Dehnung von Muskeln, die die Innenroation im Hüftgelenk behindern. Ausführung bei gestrecktem Kniegelenk. Anzuwenden, wenn das Kniegelenk während des Dehnens nicht belastet werden darf.

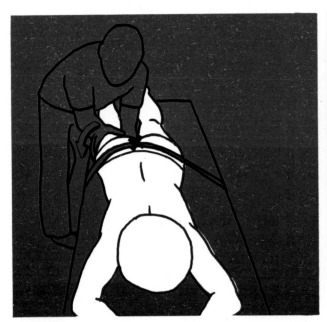 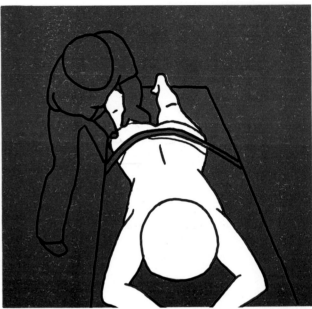

Fig 93 a. Ausgangsstellung.   Fig 93 b. Endstellung.

Ausgangsstellung: P in Bauchlage. Das Becken wird mit einem Gurt fixiert. T steht frontal am Fussende des P.

Handfassung: T fasst mit der rechten Hand die Aussenseite und mit der linken die Innenseite des Oberschenkels des P etwas distal vom Trochanter major. Die Unterarme liegen entlang dem Oberschenkel.

Ausführung: Mit dieser Handfassung langsam stufenweise maximale Innenrotation im Hüftgelenk. Während der Bewegungsausschlag allmählich vergrössert wird, wird auch die Abduktion im Hüftgelenk verstärkt.

3.1.13. Entspannung-Dehnung von Muskeln, und anderen Strukturen, die *die Aussenrotation* im Hüftgelenk behindern (oder die Bewegung des Körpers in die entgegengesetzte Richtung zum Bein, d h mit „fixiertem" Bein).

In Betracht kommen alle Muskeln, die im Hüftgelenk innenrotieren. Siehe Muskelschema Seite 160.

3.1.13.1. Entspannung-Dehnung von Muskeln, die die Aussenrotation im Hüftgelenk behindern. Ausführung mit etwa 90° Beugung im Kniegelenk.

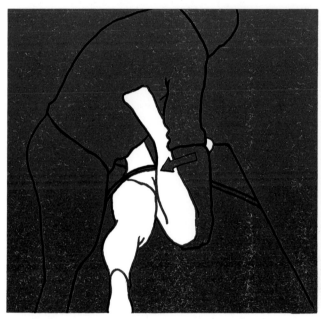 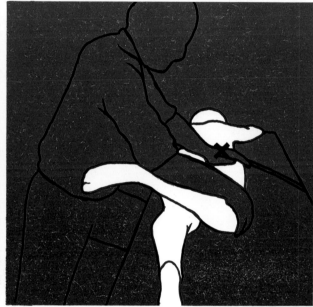

Fig 94 a. Ausgangsstellung.   Fig 94 b. Endstellung.

Ausgangsstellung: P in Bauchlage. Etwa 90° Beugung im Kniegelenk. Das Becken wird mit einem Gurt fixiert. T steht an der linken Seite des P.

Handfassung: T fasst mit der rechten Hand das Knie und den Oberschenkel des P. Der Unterarm liegt entlang der Lateralseite des Unterschenkels. Die linke Hand fixiert über dem rechten Ilium und Sacrum.

Ausführung: Mit dieser Handfassung langsam stufenweise maximale Aussenrotation im Hüftgelenk. Während der Bewegungsausschlag allmählich vergrössert wird, wird auch die Abduktion im Hüftgelenk verstärkt.

Anmerkung: Ist das Kniegelenk in solchem Zustand, dass der Unterschenkel nicht als Hebelarm ausgenützt werdwn kann, umfasst T mit beiden Händen den Oberschenkel des P. (Siehe Seite 109).

108

3.1.13.2. Entspannung-Dehnung von Muskeln, die die Aussenrotation im Hüftgelenk behindern. Ausführung mit gestrecktem Kniegelenk. Anzuwenden, wenn das Kniegelenk zwar in gestreckter aber nicht gebeugter Stellung während des Dehnens belastet werden darf.

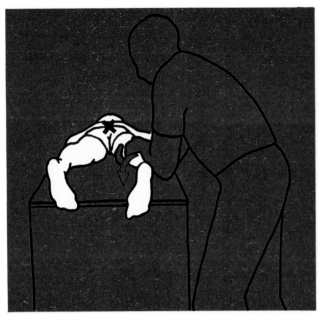 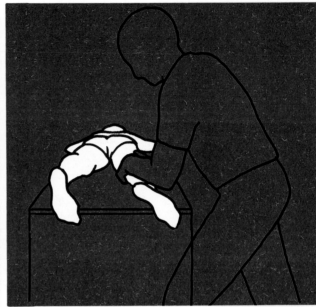

Fig 95 a. Ausgangsstellung. Fig 95 b. Endstellung.

Ausgangsstellung: P in Bauchlage. Das Becken wird mit einem Gurt fixiert. T steht an der rechten Seite des P.

Handfassung: T fasst mit der rechten Hand den Oberschenkel des P etwas proximal des Kniegelenkes. Mit der linken Hand fasst er den Unterschenkel etwas distal des Kniegelenkes. Der linke Unterarm liegt auf der Dorsal- und Lateralseite des Unterschenkels und der Ellbogen auf der Lateralseite der Ferse.

Ausführung: Mit dieser Handfassung langsam stufenweise maximale Aussenrotation im Hüftgelenk. Während der Bewegungsausschlag allmählich vergrössert wird, wird auch die Abduktion im Hüftgelenk verstärkt.

3.1.13.3. Entspannung-Dehnung von Muskeln, die die Aussenrotation im Hüftgelenk behindern. Ausführung mit gestrecktem Kniegelenk. Anzuwenden, wenn das Kniegelenk nicht belastet werden darf.

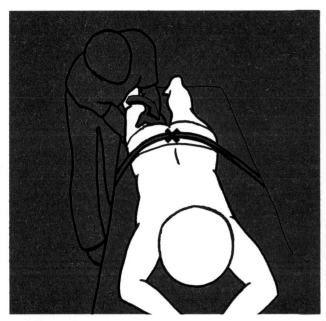
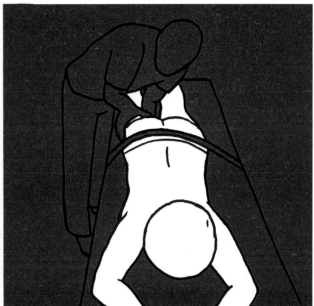

Fig 96 a. Ausgangsstellung.   Fig 96 b. Endstellung.

Ausgangsstellung: P in Bauchlage. Das Becken wird mit einem Gurt fixiert. T steht rechts neben dem P.

Handfassung: T fasst mit der rechten Hand die Aussenseite und mit der linken Hand die Innenseite des Oberschenkels des P etwas distal vom Trochanter major. Die Unterarme liegen den Oberschenkel des P entlang.

Ausführung: Mit dieser Handfassung langsam stufenweise maximale Aussenrotation im Hüftgelenk. Während der Bewegungsausschlag allmählich vergrössert wird, wird auch die Abduktion im Hüftgelenk verstärkt.

3.2. **DAS KNIEGELENK**

3.2.1. Entspannung-Dehnung von Muskeln und anderen Strukturen, die *die Flexion* im Kniegelenk behindern.

Folgende Muskeln können in Betracht kommen:

a. M quadriceps

Funktion: Streckt im Kniegelenk. M rectus femoris beugt ausserdem im Hüftgelenk (siehe Seite 85). Bei Extension-Hyperextension im Hüftgelenk kann der M rectus femoris die Beugung im Kniegelenk behindern.

b. M tensor fasciae latae

Funktion: Streckt und aussenrotiert im Kniegelenk. Beugt, abduziert und innenrotiert im Hüftgelenk. Bei Extension, Adduktion und Aussenrotation im Hüftgelenk kann der M tensor fasciae latae die Beugung im Kniegelenk behindern. Die Bewegungseinschränkung wird noch grösser, wenn der Unterschenkel im Kniegelenk nach innen rotiert wird. (Dehnung siehe Seite 92).

3.2.1.1. Entspannung-Dehnung des sehr verkürzten M quadriceps.

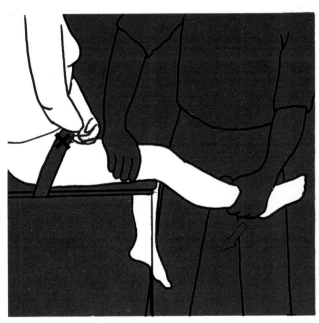 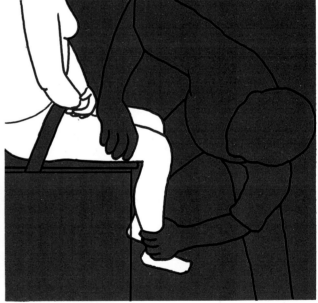

Fig 97 a. Ausgangsstellung.   Fig 97 b. Endstellung.

Ausgangsstellung: P sitzt. Der Unterschenkel hängt über die Kante des Behandlungstisches. Der Oberschenkel ist mit einem Gurt fixiert. T steht zwischen den Beinen des P.

Handfassung: T fasst mit der linken Hand den Unterschenkel des P etwas proximal des Fussgelenkes. Die rechte Hand hält den Oberschenkel von ventral. (Ist P sehr stark, kann T mit beiden Händen den Unterschenkel etwas proximal des Fussgelenkes fassen.)

Ausführung: Mit dieser Handfassung langsam stufenweise maximale Flexion im Kniegelenk.

Anmerkung: Ebenso auszuführen bei Innen- bzw Aussenrotation im Kniegelenk. Beachte: Die Gleitbewegung im Kniegelenk muss kontrolliert werden.

3.2.2.   Entspannung-Dehnung von Muskeln und anderen Strukturen, die *die Flexion,* „*Abduktion*" und *Innenrotation* im Kniegelenk behindern.

Folgende Muskeln können in Betracht kommen:

a. M quadriceps   Siehe Seite 87, 88 und 110.

b. M tensor fasciae latae   Siehe Seite 91 und 92.

3.2.2.1.   Entspannung-Dehnung des M quadriceps (Mm vastus lateralis, intermedius und medialis).

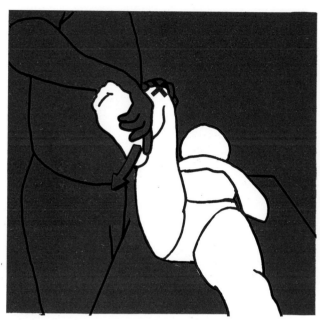
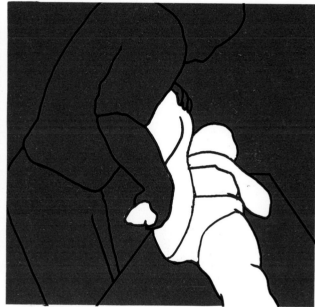

Fig 98 a. Ausgangsstellung.   Fig 87 b. Endstellung.
                                                          986

Ausgangsstellung: P in Rückenlage. Hüft- und Kniegelenk sind 90° oder mehr gebeugt, je nach dem Grad der Verkürzung des M quadriceps. T steht neben der Lateralseite des rechten Beines des P.

Handfassung: T fasst mit der rechten Hand von medial den Vorfuss und das Fussgelenk des P, mit der linken Hand das rechte Knie.

Ausführung: Mit dieser Handfassung langsam stufenweise maximale Flexion, „Abduktion" und Innenrotation im Kniegelenk.

3.2.3. Entspannung-Dehnung von Muskeln und anderen Strukturen, die *die Flexion*, *,,Adduktion''* und *Aussenrotation* im Kniegelenk behindern.

Folgende Muskeln können in Betracht kommen:

a. M quadriceps   Siehe Seite 87, 88 und 110.

3.2.3.1. Entspannung-Dehnung des M quadriceps (M vastus medialis, intermedius und lateralis).

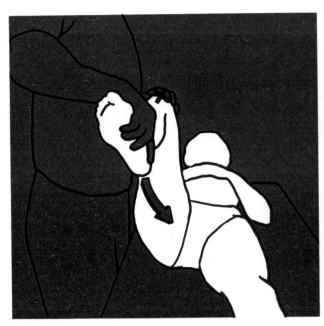 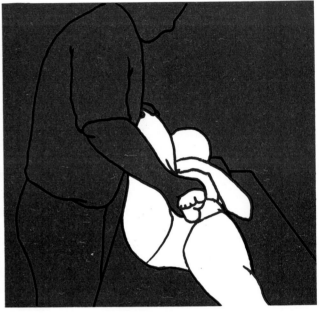

Fig 99 a. Ausgangsstellung.   Fig 99 b. Endstellung.

Ausgangsstellung: P in Rückenlage. Knie- und Hüftgelenk sind 90° oder mehr gebeugt, je nach dem Grad der Verkürzung des M quadriceps. T steht neben der Lateralseite des rechten Beines des P.

Handfassung: T fasst mit der rechten Hand von medial den Vorfuss und das Fussgelenk des P, mit der linken Hand das rechte Knie.

Ausführung: Mit dieser Handfassung langsam stufenweise maximale Flexion, ,,Adduktion'' und Aussenrotation im Kniegelenk.

3.2.4. Entspannung-Dehnung von Muskeln und anderen Strukturen, die *die Extension* im Kniegelenk behindern.

Folgende Muskeln können in Betracht kommen:

a. M biceps femoris, caput breve   Siehe Seite 114.

b. M plantaris   Siehe Seite 124.

c. M gastrocnemius   Siehe Seite 124.

d. M popliteus   Siehe Seite 115.

3.2.5. Entspannung-Dehnung von Muskeln und anderen Strukturen, die *die Extension* und *Innenrotation* im Kniegelenk behindern.

Folgende Muskeln können in Betracht kommen:

a. M biceps femoris, caput breve   **Funktion:** Beugt und aussenrotiert im Kniegelenk.

b. M biceps femoris,
caput longum,
bei *gebeugtem Hüftgelenk*   Siehe Seite 78

3.2.5.1. Entspannung-Dehnung des M biceps femoris, caput breve.

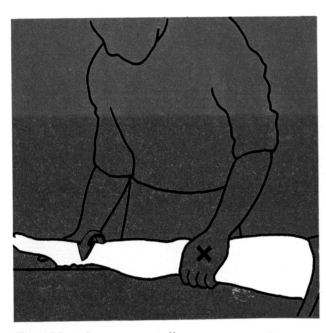 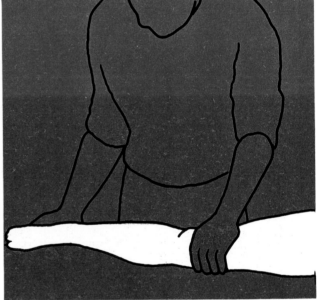

Fig 100 a. Ausgangsstellung.   Fig 100 b. Endstellung.

Ausgangsstellung: P in Rückenlage. Das rechte Bein ist im Hüftgelenk gestreckt und maximal innenrotiert. T steht neben der Lateralseite des Beines des P.

Handfassung: T fasst mit der rechten Hand die Ferse von lateral und mit der linken Hand den Oberschenkel etwas proximal des Kniegelenkes.

Ausführung: Mit dieser Handfassung langsam stufenweise maximale Innenrotation und Extension im Kniegelenk.

Anmerkung: Eventuell muss man ein Kissen unter das Knie legen.

3.2.6. Entspannung-Dehnung von Muskeln und anderen Strukturen, die *die Extension* und *Aussenrotation* im Kniegelenk behindern.

Folgende Muskeln können in Betracht kommen:

a. M popliteus
Funktion: Beugt und innenrotiert im Kniegelenk.

b. M semitendinosus
bei *gebeugtem Hüftgelenk*
Siehe Seite 78, 80, 82, 83 und 84.

c. M gracilis
bei *gebeugtem Hüftgelenk*
Siehe Seite 103.

d. M semimembranosus
bei *gebeugtem Hüftgelenk*
Siehe Seite 78.

3.2.6.1. Entspannung-Dehnung des M popliteus.

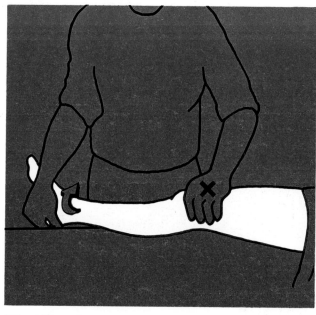 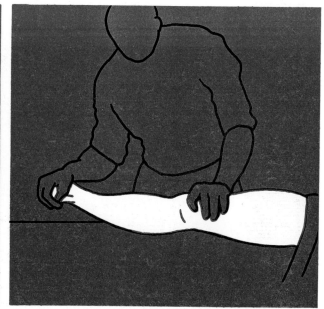

Fig 101 a. Ausgangsstellung.   Fig 101 b. Endstellung.

Ausgangsstellung: P in Rückenlage. Das rechte Bein ist maximal aussenrotiert im Hüft- und Kniegelenk. T steht neben der Lateralseite des rechten Unterschenkels.

Handfassung: T fasst mit der rechten Hand von medial die Ferse, der Unterarm liegt an der Medialseite des Vorfusses. Die linke Hand fasst den Oberschenkel etwas proximal des Kniegelenkes.

Ausführung: Mit dieser Handfassung langsam stufenweise maximale Extension im Kniegelenk.

Anmerkung: Eventuell muss man ein Kissen unter das Knie legen.

3.3. DIE FUSSGELENKE

3.3.1. Entspannung-Dehnung von Muskeln und anderen Strukturen, die *die Plantarflexion* im Fussgelenk behindern.

Folgende Muskeln können in Betracht kommen:

a. M tibialis anterior — **Funktion:** Dorsalflektiert im Fussgelenk, supiniert den Fuss.

b. M extensor hallucis longus — **Funktion:** Dorsalflektiert im Fussgelenk, streckt in den IP-Gelenken und dorsalflektiert in den MTP-Gelenken, supiniert den Fuss.

c. M extensor digitorum longus — **Funktion:** Dorsalflektiert im Fussgelenk und in den MTP-Gelenken, streckt in den DIP- und PIP-Gelenken.

d. M peroneus tertius — **Funktion:** Dorsalflektiert im Fussgelenk, proniert den Fuss.

3.3.1.1. Entspannung-Dehnung des M tibialis anterior.

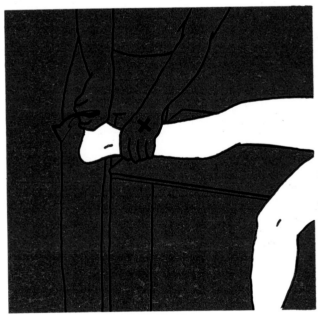 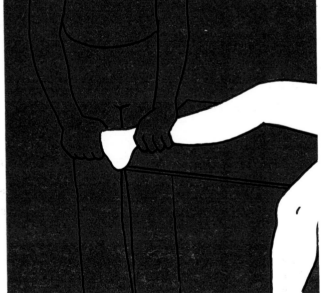

Fig 102 a. Ausgangsstellung.   Fig 102 b. Endstellung.

Ausgangsstellung: P in Rückenlage. Das rechte Fussgelenk ragt über den Rand des Behandlungstisches. Mit der Ferse am Behandlungstisch wird das Gleiten zwischen Talus und Tibia erleichtert, jedoch können Schmerzen z.B. in der Ferse oder in den subtalaren Gelenken diese Ausgangsstellung unmöglich machen. T steht neben der Lateralseite des Unterschenkels.

Handfassung: T fasst mit der rechten Hand von dorsal die mediale Seite des rechten Fusses nahe dem Fussgelenk. Die linke Hand fasst den Unterschenkel etwas proximal des Fussgelenkes. Der Fuss muss maximal proniert sein.

Ausführung: Mit dieser Handfassung langsam stufenweise maximale Plantarflexion im Fussgelenk.

3.3.1.2.   Entspannung-Dehnung des M extensor hallucis longus.

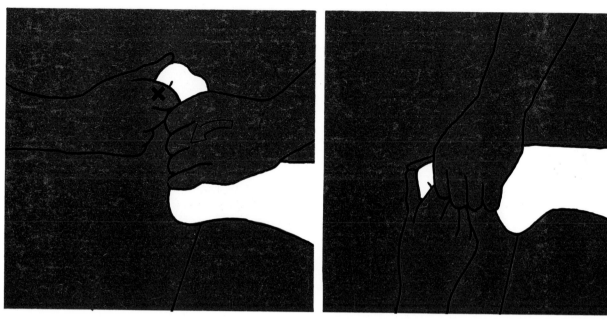

Fig 103 a. Ausgangsstellung.   Fig 103 b. Endstellung.

Ausgangsstellung: P in Rückenlage oder im Sitzen. Das rechte Fussgelenk ist dorsalflektiert und ragt etwas über die Kante des Behandlungstisches. Der Unterschenkel wird mit einem Gurt etwas distal der Patella fixiert. T steht neben der Lateralseite des Fusses.

Handfassung: T fasst mit der linken Hand den Mittelfuss nahe den MTP-Gelenken, mit der rechten Hand die Endphalange der Grosszehe und plantarflektiert maximal in den IP- und MTP-Gelenken.

Ausführung: Mit dieser Handfassung langsam stufenweise maximale Plantarflexion im Fussgelenk und Pronation des Fusses.

3.3.1.3. Entspannung-Dehnung des M extensor hallucis longus. Alternative Handfassung.

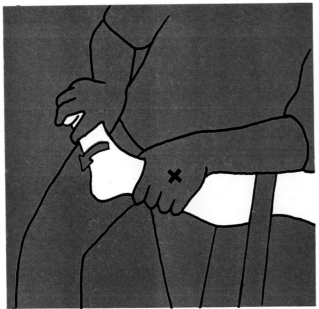 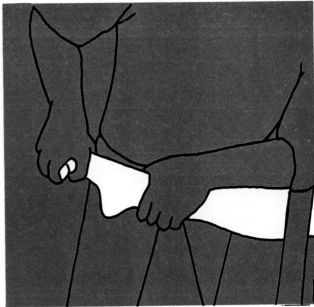

Fig 104 a. Ausgangsstellung.   Fig 104 b. Endstellung.

Ausgangsstellung: P in Rückenlage oder im Sitzen. Das rechte Fussgelenk ist dorsalflektiert und ragt etwas über die Kante des Behandlungstisches. Der Unterschenkel wird mit einem Gurt etwas distal der Patella fixiert. T steht an der Lateralseite des Fusses.

Handfassung: T fixiert mit der linken Hand den Unterschenkel des P. Mit der rechten Hand fasst er die Grosszehe und den Mittelfuss und hält die Grosszehe maximal plantarflektiert in den IP- und MTP-Gelenken.

Ausführung: Mit dieser Handfassung langsam stufenweise maximale Plantarflexion im Fussgelenk und Pronation des Fusses.

3.3.1.4. Entspannung-Dehnung des M extensor digitorum longus. Alle Zehen gleichzeitig.

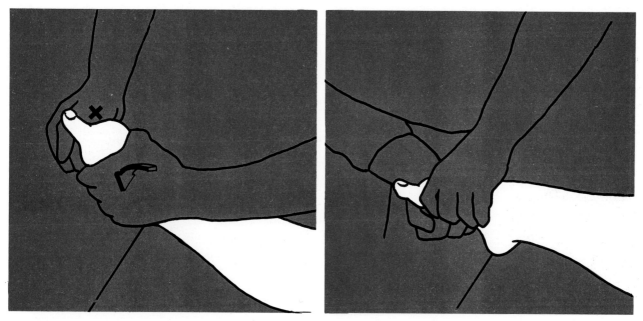

Fig 105 a. Ausgangsstellung.   Fig 105 b. Endstellung.

Ausgangsstellung: P in Rückenlage. Das Fussgelenk ist dorsalflektiert und ragt etwas über die Kante des Behandlungstisches. Der Unterschenkel ist mit einem Gurt etwas distal der Patella fixiert. T steht an der Lateralseite des Fusses.

Handfassung: T fasst mit der linken Hand den Mittelfuss von dorsal und supiniert maximal. Mit der rechten Hand fasst er die Zehen II-V von dorsal und hält sie maximal plantarflektiert in den DIP-, PIP- und MTP-Gelenken.

Ausführung: Mit dieser Handfassung langsam stufenweise maximale Plantarflexion im Fussgelenk.

3.3.1.5. Entspannung-Dehnung des M extensor digitorum longus. Dehnen von einzelnen Zehen (Beispiel: M extensor digitorum II).

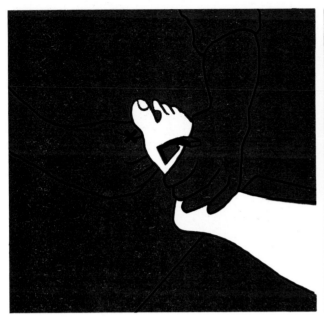 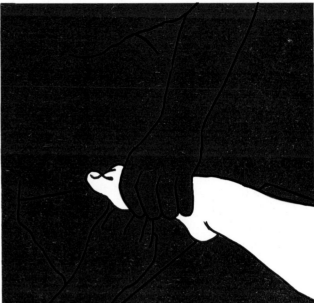

Fig 106 a. Ausgangsstellung.   Fig 106 b. Endstellung.

Ausgangsstellung: P in Rückenlage. Das Fussgelenk ist dorsalflektiert und ragt etwas über die Kante des Behandlungstisches. Der Unterschenkel ist mit einem Gurt etwas distal der Patella fixiert. T steht am Fussende des Behandlungstisches.

Handfassung: T fasst mit der linken Hand den Mittelfuss von dorsal und supiniert maximal. Mit der rechten Hand fasst er die zweite Zehe und hält sie in maximaler Plantarflexion in den MCP- und DIP-Gelenken.

Ausführung: Mit dieser Handfassung langsam stufenweise maximale Plantarflexion im Fussgelenk.

3.3.1.6. Entspannung-Dehnung des M peroneus tertius.

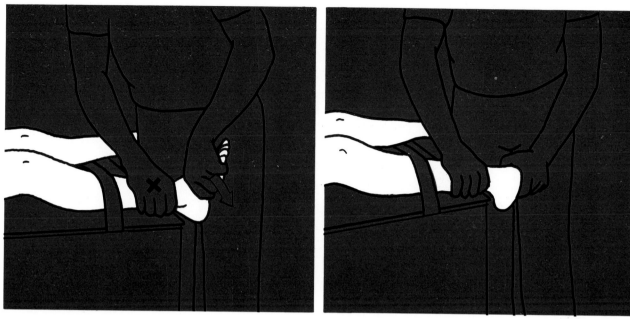

Fig 107 a. Ausgangsstellung.   Fig 107 b. Endstellung.

Ausgangsstellung: P in Rückenlage. Das Fussgelenk ragt etwas über die Kante des Behandlungstisches. Der Unterschenkel ist mit einem Gurt fixiert. T steht an der Medialseite des Fusses.

Handfassung: T fasst mit der linken Hand den Mittelfuss bis zur Basis des Metatarsale V von dorsal. Der Fuss muss maximal supiniert sein. Die rechte Hand fasst den Unterschenkel etwas proximal vom Fussgelenk.

Ausführung: Mit dieser Handfassung langsam stufenweise maximale Plantarflexion im Fussgelenk.

3.3.2. Entspannung-Dehnung von Muskeln und anderen Strukturen, die *die Plantarflexion* im Fussgelenk und *die Supination* des Fusses behindern.

Folgende Muskeln können in Betracht kommen:

a. M peroneus tertius   Siehe Seite 116 und 121.

b. M extensor digitorum longus   Siehe Seite 116, 119 und 120.

3.3.3.   Entspannung-Dehnung von Muskeln und anderen Strukturen, die *die Plantarflexion* im Fussgelenk und *die Pronation* des Fusses behindern.

Folgende Muskeln können in Betracht kommen:

a. M tibialis anterior   Siehe Seite 116.

b. M extensor hallucis longus   Siehe Seite 116, 117 und 118.

3.3.4. Entspannung-Dehnung von Muskeln und anderen Strukturen, die *die Dorsalflexion* im Fussgelenk behindern.

Folgende Muskeln können in Betracht kommen:

a. M gastrocnemius   **Funktion:** Beugt im Kniegelenk und plantar-flektiert im Fussgelenk.

b. M plantaris   **Funktion:** Beugt im Kniegelenk und plantar-flektiert im Fussgelenk.

c. M soleus   **Funktion:** Plantarflektiert im Fussgelenk.

d. M tibialis posterior   **Funktion:** Plantarflektiert im Fussgelenk, su-piniert den Fuss und adduziert den Vorfuss.

e. Mm peroneus longus et brevis   **Funktion:** Plantarflektieren im Fussgelenk und pronieren den Fuss.

f. M flexus hallucis longus   **Funktion:** Plantarflektiert im Fussgelenk und im IP- und MTP-Gelenk der Grosszehe, supi-niert den Fuss.

g. M flexor digitorum longus   **Funktion:** Plantarflektiert im Fussgelenk und in den MTP-, PIP- und DIP-Gelenken, supi-niert den Fuss.

Die zwei letztgenannten Muskeln behindern die Dorsalflexion im Fussgelenk vor allem bei gleichzeitiger Dorsalflexion in den Zehengelenken. Betreffend ihrer Deh-nung siehe Seite 137 und 139.

3.3.4.1. Entspannung-Dehnung des M gastrocnemius, M Plantaris und M soleus. P steht.

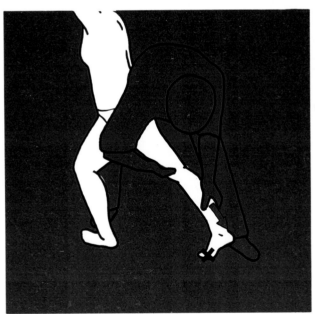 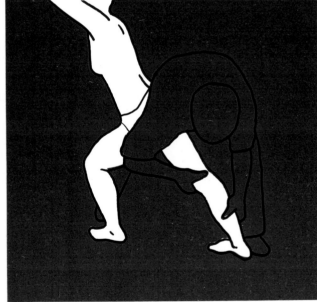

Fig 108 a. Ausgangsstellung.   Fig 108 b. Endstellung.

Ausgangsstellung: P steht vorgebeugt gegen eine Wand. Das linke Bein steht vorne, das Kniegelenk ist leicht gebeugt. Das rechte Bein ist gestreckt. Je mehr das vordere linke Bein im Hüft- und Kniegelenk gebeugt wird, desto grösser wird der Dehnungseffekt im hinteren rechten Bein. T steht lateral und dorsal vom rechten Bein des P.

Handfassung: T fasst mit der rechten Hand die Ventralseite des Knies und mit der linken Hand den Unterschenkel etwas proximal vom Fussgelenk von dorsal.

Ausführung: Mit dieser Handfassung drückt T mit Hilfe des P langsam stufenweise die Ferse auf den Boden.

3.3.4.2. Entspannung-Dehnung des M gastrocnemius, caput laterale und M. plantaris. P steht.

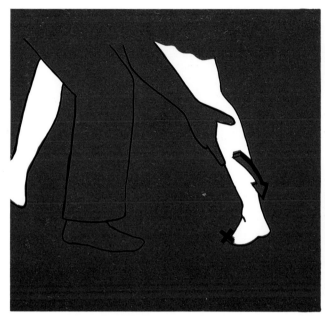 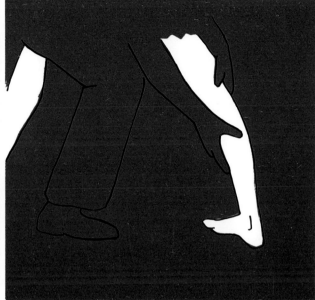

Fig 109 a. Ausgangsstellung.   Fig 109 b. Endstellung.

Ausgangsstellung: P steht vorgebeugt gegen eine Wand. Das linke Bein steht vorne, das Kniegelenk ist leicht gebeugt. Das rechte Bein ist gestreckt. Das rechte Fussgelenk ist plantarflektiert und proniert (auf Grund der verkürzten Muskeln). Je mehr das vordere linke Bein im Hüft- und Kniegelenk gebeugt wird, desto grösser wird der Dehnungseffekt im hinteren rechten Bein. T steht medial und dorsal des rechten Beines.

Handfassung: T fasst mit der linken Hand die Vorderseite des Knies und mit der rechten Hand den Unterschenkel etwas proximal vom Fussgelenk von dorsal.

Ausführung: Mit dieser Handfassung presst der Therapeut mit Hilfe des Patienten die Ferse langsam stufenweise auf den Boden und ausserdem den Fuss in Varusstellung.

3.3.4.3. Entspannung-Dehnung des M gastrocnemius, caput mediale und M plantaris. P steht.

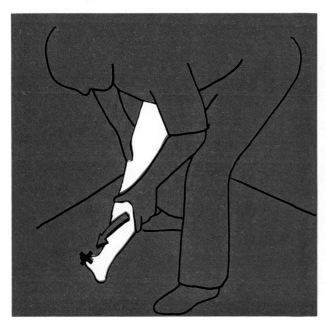 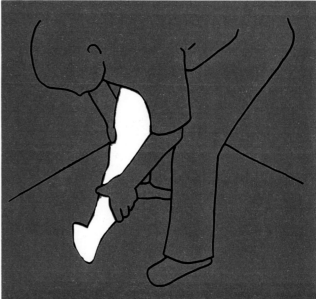

Fig 110 a. Ausgangsstellung.　　　　　　　　Fig 110 b. Endstellung.

Ausgangsstellung: P steht vorgebeugt gegen eine Wand. Das linke Bein steht vorne, das Kniegelenk ist leicht gebeugt. Das rechte Bein ist gestreckt. Das rechte Fussgelenk ist plantar-flektiert und supiniert (auf Grund der verkürzten Muskeln). Je mehr das vordere linke Bein im Hüft- und Kniegelenk gebeugt wird, desto grösser wird der Dehnungseffekt im hinteren rechten Bein. T steht lateral und dorsal des rechten Beines.

Handfassung: T fasst mit der rechten Hand die Vorderseite des Knies und mit der linken Hand den Unterschenkel von dorsal, etwas proximal vom Fussgelenk.

Ausführung: Mit dieser Handfassung presst T mit Hilfe des P dessen Ferse langsam stufenweise auf den Boden und den Fuss in Valgusstellung.

3.3.4.4.   Entspannung-Dehnung des M soleus. P im Stehen.

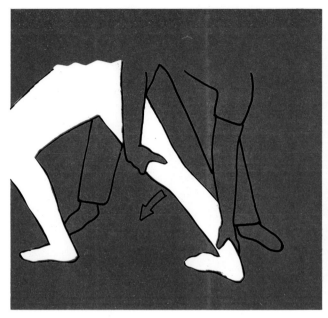 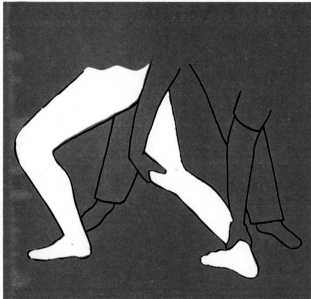

Fig 111 a. Ausgangsstellung.   Fig 111 b. Endstellung.

Ausgangsstellung: P steht vorgebeugt schräg zu einer Wand. Das linke Bein vorne, etwas gebeugt im Kniegelenk. Das rechte Bein mit gestrecktem Knie nach hinten und mit der Ferse am Boden. T steht hinter dem P frontal zur Lateral-Dorsalseite des rechten Beines des P.

Handfassung: T fasst mit der rechten Hand die Vorderseite des Knies und mit der linken Hand den Unterschenkel von dorsal, etwas proximal vom Fussgelenk.

Ausführung: Mit dieser Handfassung flektiert T unter Beihilfe des P langsam stufenweise dessen rechtes Knie, währenddessen die Ferse fest auf den Boden gedrückt bleibt.

3.3.4.5.   Entspannung-Dehnung des M soleus. P in Bauchlage.

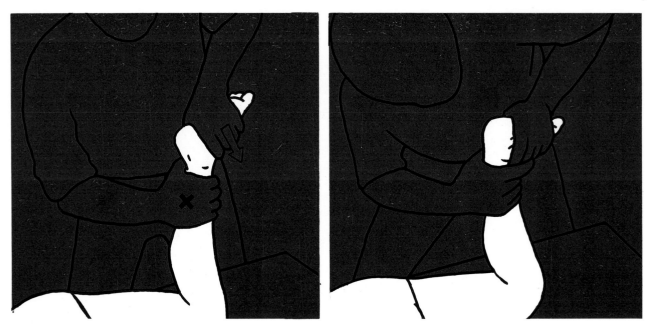

Fig 112 a. Ausgangsstellung.   Fig 112 b. Endstellung.

Ausgangsstellung: P in Bauchlage, das rechte Knie etwa 90° gebeugt. T steht dem rechten Unterschenkel des P gegenüber.

Handfassung: T umfasst mit der linken Hand von plantar den rechten Vorderfuss des P nahe dem Fussgelenk. Die rechte Hand umfasst den Unterschenkel etwas proximal des Fussgelenkes. T kann den rechten Fuss des P gegen seinen Bauch bzw. Brust stützen.

Ausführung: Mit dieser Handfassung langsam stufenweise maximale Dorsalflexion im Fussgelenk.

3.3.4.6.   Entspannung-Dehnung des M tibialis posterior.

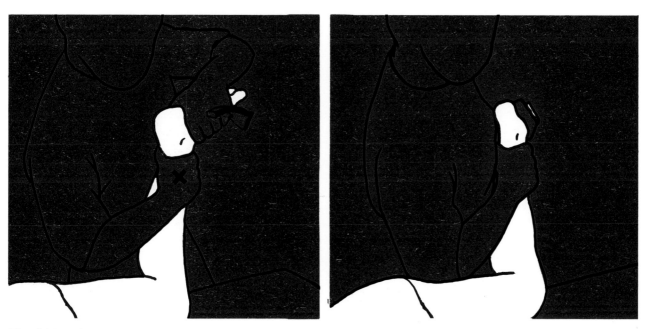

Fig 113 a. Ausgangsstellung.   Fig 113 b. Endstellung.

Ausgangsstellung: P in Bauchlage, das Knie etwa 90° gebeugt. T steht dem Unterschenkel des P gegenüber.

Handfassung: T fasst mit der linken Hand von plantar um die Medialseite des Fusses des P inklusive dem Os naviculare. Der Fuss wird maximal proniert und abduziert gehalten. Die rechte Hand umfasst den Unterschenkel etwas proximal des Fussgelenkes.

Ausführung: Mit dieser Handfassung langsam stufenweise maximale Dorsalflexion im Fussgelenk.

130

3.3.4.7. Entspannung-Dehnung der Mm peroneus longus und brevis.

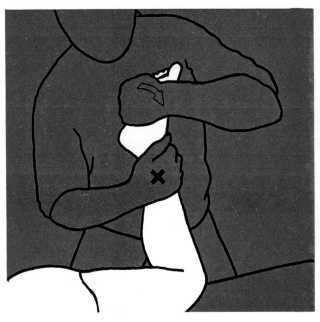 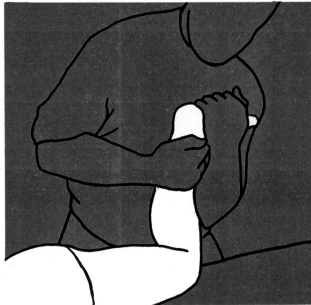

Fig 114 a. Ausgangsstellung.   Fig 114 b. Endstellung.

Ausgangsstellung: P in Bauchlage, das Knie etwa 90° gebeugt. T steht dem Unterschenkel des P gegenüber.

Handfassung: T umfasst mit der linken Hand von medial die Plantarseite des Fusses des P nahe dem Fussgelenk. Die Fingerspitzen umgreifen das Os cuboideum und die Basis des Metatarsale V. Der Fuss ist maximal supiniert. Die rechte Hand umfasst den Unterschenkel, etwas proximal des Fussgelenkes.

Ausführung: Mit dieser Handfassung langsam stufenweise maximale Dorsalflexion im Fussgelenk.

3.3.5.   Entspannung-Dehnung von Muskeln und anderen Strukturen, die *die Dorsalflexion* im Fussgelenk und *die Supination* des Fusses behindern.

Folgende Muskeln können in Betracht kommen:

a. M peroneus longus   Siehe Seite 124 und 130.

b. M peroneus brevis   Siehe Seite 124 und 130.

c. M. gastrocnemius, caput   Siehe Seite 124 und 125.
   laterale, bei *gestrecktem*
   Kniegelenk.

3.3.6. Entspannung-Dehnung von Muskeln und anderen Strukturen, die *die Dorsalflexion* im Fussgelenk und *die Pronation* des Fusses behindern.

Folgende Muskeln können in Betracht kommen:

a. M tibialis posterior   Siehe Seite 124 und 129.

b. M gastrocnemius, caput mediale, bei *gestrecktem* Kniegelenk   Siehe Seite 124 und 126.

3.4. DIE ZEHENGELENKE

3.4.1. Entspannung-Dehnung von Muskeln und anderen Strukturen, die *die Plantarflexion* in den Zehengelenken behindern.

Folgende Muskeln können in Betracht kommen:

a. M extensor hallucis brevis	**Funktion:** Dorsalflektiert in den MTP-Gelenken.
b. M extensor hallucis longus	Siehe Seite 116, 117 und 118.
c. M extensor digitorum brevis	**Funktion:** Streckt in den PIP-Gelenken und dorsalflektiert in den MTP-Gelenken.
d. M extensor digitorum longus	Siehe Seite 116, 119 und 120

3.4.1.1. Entspannung-Dehnung des M extensor hallucis brevis.

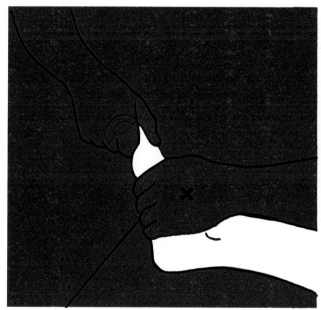 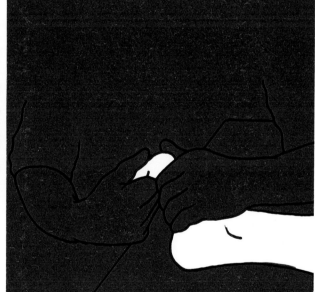

Fig 115 a. Ausgangsstellung.   Fig 115 b. Endstellung.

Ausgangsstellung: P in Rückenlage mit dorsalflektiertem Fussgelenk. T steht an der Lateralseite des Fusses des P gegenüber.

Handfassung: T umfasst mit der rechten Hand Digitus I nahe dem MTP-Gelenk und mit der linken Hand den Mittelfuss von medial.

Ausführung: Mit dieser Handfassung langsam stufenweise maximale Plantarflexion von Digitus I im MTP-Gelenk bei gleichzeitiger Traktion.

Anmerkung: Kontrolliere das Gleitvermögen im Gelenk!

3.4.1.2. Entspannung-Dehnung des M extensor digitorum brevis. Behandlung einer Zehe (am Beispiel vom Dig. II).

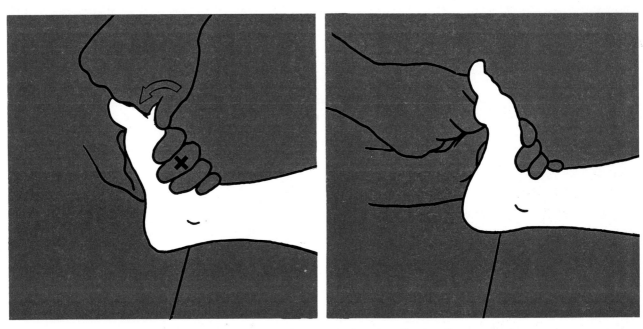

Fig 116 a. Ausgangsstellung.   Fig 116 b. Endstellung.

Ausgangsstellung: P in Rückenlage, das Fussgelenk dorsalflektiert, um ein Spannen des M extensor digitorum longus zu verhindern. Um eine maximale Dorsalflexion im Fussgelenk zu erreichen, muss eventuell das Kniegelenk gebeugt werden (falls der M gastrocnemius verkürzt ist). T steht am Fussende des Tisches, der Fussohle des P zugewendet.

Handfassung: T fasst mit der rechten Hand Dig. II, sodass der Daumen auf der Dorsalseite und der Zeigefinger auf der Plantarseite liegt, nahe dem PIP-Gelenk, das maximal plantarflektiert ist. Die linke Hand umfasst den Mittelfuss von lateral oder drückt die Fussohle gegen ein festes Polster.

Ausführung: Mit dieser Handfassung langsam stufenweise Plantarflexion im MTP-Gelenk bei gleichzeitiger Traktion.

Anmerkung: Kontrolliere das Gleitvermögen im Gelenk!

3.4.1.3. Entspannung-Dehnung des M extensor digitorum brevis, Behandlung von Dig. II-V.

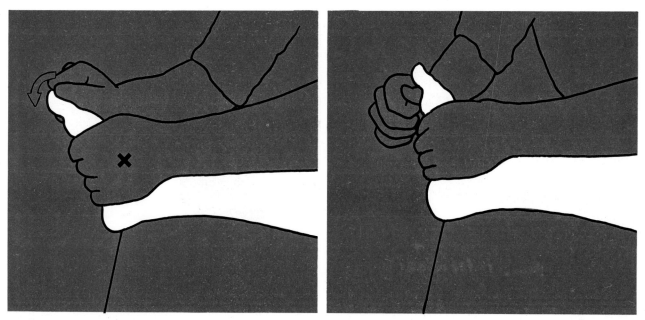

Fig 117 a. Ausgangsstellung.   Fig 117 b. Endstellung.

Ausgangsstellung: P in Rückenlage, dass Fussgelenk dorsalflektiert, um ein Spannen des M extensor digitorum longus zu verhindern. Um eine maximale Dorsalflexion im Fussgelenk zu erreichen, muss eventuell das Kniegelenk gebeugt werden (falls der M gastrocnemius verkürzt ist). T steht seitlich neben dem Bein des P, dem Fussrücken zugewendet.

Handfassung: T umfasst mit der rechten Hand von dorsal Dig. II-V nahe den PIP-Gelenken. Die linke Hand umfasst den Mittelfuss von medial.

Ausführung: Mit dieser Handfassung langsam stufenweise maximale Plantarflexion in den MTP-Gelenken bei gleichzeitiger Traktion.

Anmerkung: Hierbei werden ebenso die Mm interossei dorsales gedehnt.

3.4.2. Entspannung-Dehnung von Muskeln und anderen Strukturen, die *die Dorsalflexion* in den Zehengelenken behindern.

Folgende Muskeln können in Betracht kommen:

a. M flexor hallucis brevis

Funktion: Plantarflektiert im MTP-Gelenk von Dig I.

b. M flexor hallucis longus

Funktion: Plantarflektiert im IP- und MTP-Gelenk von Dig. I, plantarflektiert im Fussgelenk und supiniert den Fuss.

c. M flexor digitorum brevis

Funktion: Plantarflektiert in den MTP- und PIP-Gelenken.

d. M flexor digitorum longus

Funktion: Plantarflektiert in den MTP-, PIP- und DIP-Gelenken. Plantarflektiert im Fussgelenk und supiniert den Fuss.

e. Mm lumbricales + *Mm. interossei*

Funktion: Extendieren in den DIP- und PIP-Gelenken und plantarflektieren in den MTP-Gelenken.

3.4.2.1. Entspannung-Dehnung des M flexor hallucis brevis.

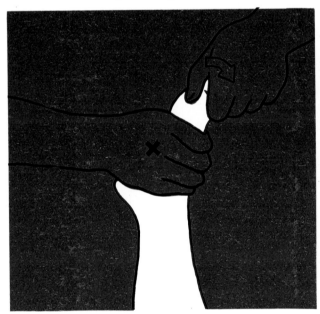

Fig 118 a. Ausgangsstellung.

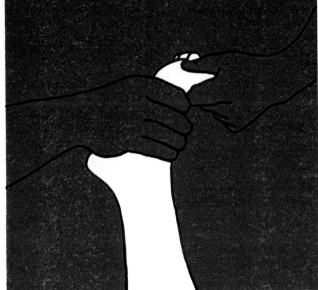

Fig 118 b. Endstellung.

Ausgangsstellung: P in Bauchlage, das Knie etwa 90° gebeugt. Plantarflexion im Fussgelenk, um ein Spannen des M flexor hallucis longus zu verhindern. T steht der Lateralseite des Beines zugewendet.

Handfassung: T umfasst mit der linken Hand Dig. I nahe dem MTP-Gelenk. Die rechte Hand fasst den Mittelfuss nahe dem Fussgelenk. T kann den Fuss des P gegen seinen Bauch bzw. Brust stützen.

Ausführung: Mit dieser Handfassung langsam stufenweise maximale Dorsalflexion im MTP-Gelenk von Dig. I bei gleichzeitiger leichter Traktion.

Anmerkung: Kontrolliere das normale Gleitvermögen im Gelenk! Um die Pars lateralis des M. flexor hallucis brevis zu dehnen, wird die Grundphalange von Dig. I langsam in maximale Dorsalflexion und Abduktion gebracht. Betreffend des Dehnens der Pars medialis des M. flexor hallucis brevis, siehe Seite 143.

3.4.2.2. Entspannung-Dehnung des M flexor hallucis longus.

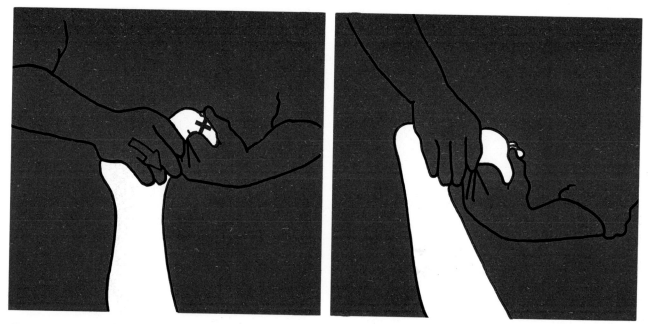

Fig 119 a. Ausgangsstellung.   Fig 119 b. Endstellung.

Ausgangsstellung: P in Bauchlage, das Knie etwa 90° gebeugt. Plantarflexion im Fussgelenk. T steht der Lateralseite des Beines zugewendet.

Handfassung: T fasst mit der linken Hand Dig. I nahe dem MTP-Gelenk. Beachte: Maximale Dorsalflexion in den IP- und MTP-Gelenken. Die rechte Hand umfasst den Mittelfuss von plantar. T kann den Fuss des P gegen seinen Bauch bzw. Brust stützen.

Ausführung: Mit dieser Handfassung langsam stufenweise maximale Dorsalflexion im Fussgelenk.

3.4.2.3. Entspannung-Dehnung des M flexor digitorum brevis, Behandlung jeder Zehe einzeln.

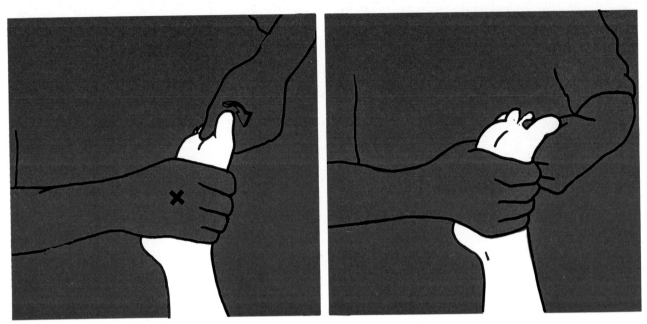

Fig 120 a. Ausgangsstellung. Fig 120 b. Endstellung.

Ausgangsstellung: P in Bauchlage, das Knie etwa 90° gebeugt. Plantarflexion im Fussgelenk. T steht der Lateralseite des Beines zugewendet.

Handfassung: T fasst mit der linken Hand Dig. II nahe dem MTP-Gelenk. Um einen festen Griff zu erhalten, müssen sowohl das DIP- als auch das PIP-Gelenk gestreckt werden. Die rechte Hand fasst den Mittelfuss von plantar. T kann den Fuss des P gegen seinen Bauch bzw. Brust stützen.

Ausführung: Mit dieser Handfassung versucht T die Zehe langsam stufenweise in Dorsalflexion zu bringen bei gleichzeitiger Traktion im MTP-Gelenk.

Anmerkung: Kontrolliere das Gleitvermögen im MTP-Gelenk! Mit dieser Technik können zwei, drei oder alle Zehen gleichzeitig behandelt werden. Hierbei werden ebenso die Mm lumbricales gedehnt.

3.4.2.4.   Entspannung-Dehnung des M flexor digitorum longus.

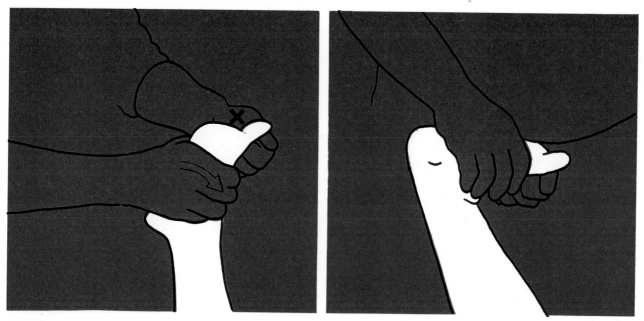

Fig 121 a. Ausgangsstellung.   Fig 121 b. Endstellung.

Ausgangsstellung: P in Bauchlage, das Knie etwa 90° gebeugt. Plantarflexion im Fussgelenk. T steht der Lateralseite des Beines zugewendet.

Handfassung: T umfasst mit der linken Hand eine oder mehrere Zehen und hält sie in maximaler Extension in den DIP- und PIP-Gelenken und maximaler Dorsalflexion in den MTP-Gelenken. T kann den Fuss des P gegen seinen Bauch bzw. Brust stützen.

Ausführung: Mit dieser Handfassung langsam stufenweise maximale Dorsalflexion im Fussgelenk.

Anmerkung: Kontrolliere dass die Gelenkstellung in den Zehen gleich bleibt!

140

3.4.2.5. Entspannung-Dehnung der Mm lumbricales. P in Bauchlage.

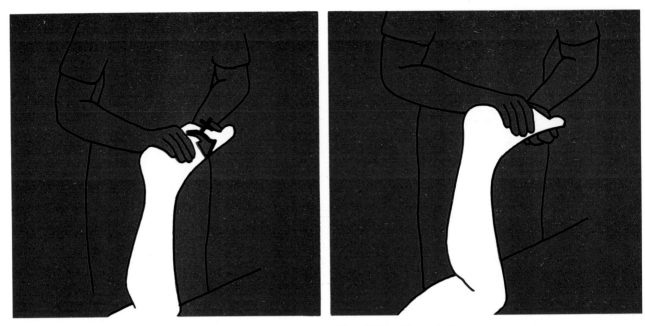

Fig 122 a. Ausgangsstellung. Fig 122 b. Endstellung.

Ausgangsstellung: P in Bauchlage, das Knie etwa 90° gebeugt. Das Fussgelenk in 0-Stellung. T steht der rechten Seite des P zugewendet.

Handfassung: T umfasst mit der linken Hand Dig. II-V und hält sie maximal plantarflektiert in den DIP- und PIP-Gelenken und maximal dorsalflektiert in den MTP-Gelenken. Die rechte Hand umfasst den Fuss von plantar.

Ausführung: Mit dieser Handfassung langsam stufenweise maximale Dorsalflexion im Fussgelenk.

3.4.3. Entspannung-Dehnung von Muskeln und anderen Strukturen, die *die Abduktion* von Dig. I behindern.

Folgende Muskeln können in Betracht kommen:

a. M adductor hallucis	**Funktion:** Adduziert und flektiert Dig. I im MTP-Gelenk.
b. M flexor hallucis brevis, pars lateralis	**Funktion:** Adduziert und flektiert Dig. I im MTP-Gelenk. Dehnung siehe Seite 136.

3.4.3.1. Entspannung-Dehnung des M adductor hallucis.

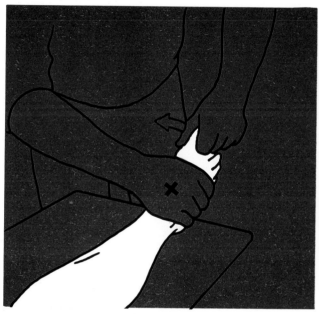 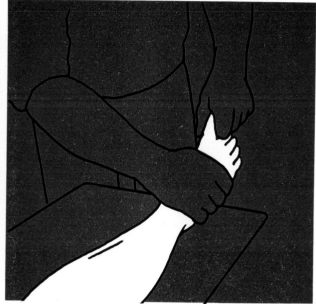

Fig 123 a. Ausgangsstellung.   Fig 123 b. Endstellung.

Ausgangsstellung: P in Rückenlage, das Fussgelenk in 0-Stellung. T steht der Medialseite des Fusses des P zugewendet.

Handfassung: T umfasst mit der linken Hand Dig. I nahe dem MTP-Gelenk. Die rechte Hand umfasst den Mittelfuss von medial nahe dem MTP-Gelenk von Dig. I.

Ausführung: Mit dieser Handfassung und bei gleichzeitiger Traktion im MTP-Gelenk langsam, stufenweise maximale Abduktion, Dorsalflexion und Aussenrotation.

Anmerkung: Kontrolliere das Gleitvermögen im Gelenk! Vorzüglich geeignet zur Behandlung des Hallux valgus.

3.4.4. Entspannung-Dehnung von Muskeln und anderen Strukturen, die *die Adduktion* von Dig. I behindern (tritt höchst selten auf).

Folgende Muskeln können in Betracht kommen:

a. M abductor hallucis

Funktion: Abduziert und plantarflektiert Dig. I im MTP-Gelenk.

b. M flexor hallucis brevis, pars medialis

Funktion: Abduziert und plantarflektiert Dig. I im MTP-Gelenk.

3.4.4.1. Entspannung-Dehnung des M abductor hallucis.

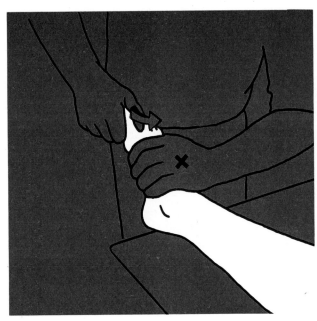

Fig 124 a. Ausgangsstellung.

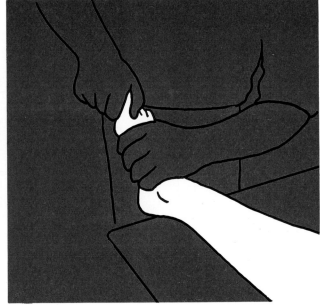

Fig 124 b. Endstellung.

Ausgangsstellung: P in Rückenlage, das Fussgelenk in 0-Stellung. T steht der Lateralseite des Fusses des P zugewendet.

Handfassung: T umfasst mit der rechten Hand Dig. I nahe dem MTP-Gelenk, sodass der rechte Daumen an der Lateralseite und der gebeugte Zeigefinger an der Medialseite zu liegen kommt. Die linke Hand umfasst den Mittelfuss von dorsal nahe dem MTP-Gelenk von Dig. I.

Ausführung: Mit dieser Handfassung und bei gleichzeitiger Traktion im MTP-Gelenk langsam stufenweise maximale Adduktion, Dorsalflexion und Innenrotation von Dig. I.

3.4.4.2. Entspannung-Dehnung des M flexor hallucis brevis, pars medialis.

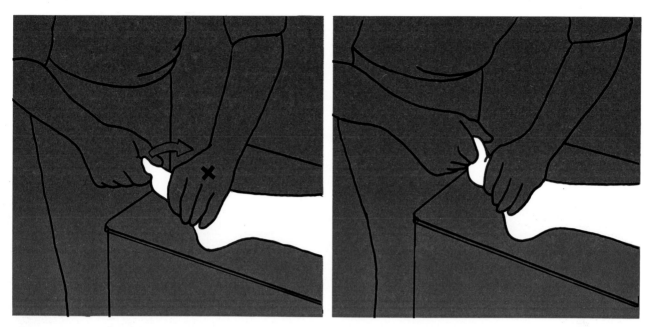

Fig 125 a. Ausgangsstellung.　　　　　　Fig 125 b. Endstellung.

Ausgangsstellung: P in Rückenlage, dass Fussgelenk in 0-Stellung. T steht der Lateralseite des Fusses des P zugewendet.

Handfassung: T fasst mit der rechten Hand die Endphalange von Dig. I, wobei der Daumen dorsal und der Zeigefinger plantar zu liegen kommt. Die linke Hand umfasst den Mittelfuss von dorsal nahe dem MTP-Gelenk von Dig. I.

Ausführung: Mit dieser Handfassung und bei gleichzeitiger Traktion im MTP-Gelenk langsam stufenweise maximale Dorsalflexion und Adduktion von Dig. I.

3.4.5. Entspannung-Dehnung von Muskeln und anderen Strukturen, die die Bewegung von Dig. II-V nach *fibular* behindern.

Folgende Muskeln können in Betracht kommen:

a. Mm interossei plantares **Funktion:** Plantarflektieren Dig. III-V ~~und füh-ren sie nach tibial~~. *i. d. MTP Gelenken, extendieren i. d. DIP u. PIP Gelenken u. führt sie nach tibial*

b. M interosseus dorsalis I **Funktion:** ~~Dorsalflektiert Dig. II und führt ihn nach tibial~~. *Plantarflektiert Dig II i. d. MTP-Gel., extendiert i. d. DIP u. PIP-Gelenken u. führt Dig II nach tibial.*

3.4.5.1. Entspannung-Dehnung der Mm interossei plantares und des M interosseus dorsalis I.

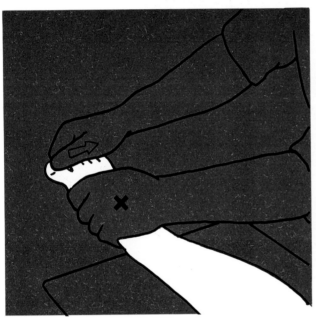

Fig 126 a. Ausgangsstellung.

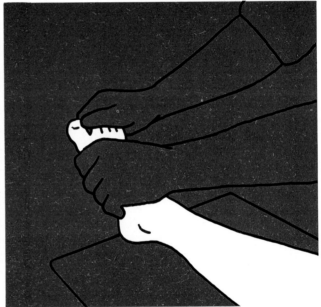

Fig 126 b. Endstellung.

Ausgangsstellung: P in Rückenlage, das Fussgelenk in 0-Stellung. T steht der Lateralseite des Beines des P zugewendet.

Handfassung: T umfasst mit der rechten Hand Dig. II-V nahe den MTP-Gelenken und mit der linken Hand den Mittelfuss von dorsal nahe den MTP-Gelenken. *Max. Plantarflektion i. d. DIP u. PIP Gelenken.*

Ausführung: Mit dieser Handfassung und bei gleichzeitiger Traktion in den MTP-Gelenken werden Dig. II-V langsam stufenweise maximal nach fibular ~~geführt~~. *u. dorsal geführt*

Anmerkung: Bei Behandlung von Dig. V kann T gleichzeitig eine Innenrotation ausführen. Bei Behandlung der Mm interossei plantares sollten Dig. III-V gleichzeitig maximal dorsalflektiert *+ dorsaler* werden. Bei Behandlung des M interosseus dorsalis I soll Dig. II gleichzeitig maximal ~~plantar~~ flektiert werden. *dorsal*

3.4.6. Entspannung-Dehnung von Muskeln und anderen Strukturen, die die Bewegung von Dig. II-V nach *tibial* behindern.

Folgende Muskeln können in Betracht kommen:

a. Mm interossei dorsales II, III und IV

Funktion: Führen Dig. II, III und IV nach fibular, ~~dorsal~~flektieren in den MTP-Gelenken und extendieren in den DIP- und PIP-Gelenken.

b. M abductor digiti minimi und M. flexor digiti minimi brevis

Funktion: Plantarflektieren Dig. V und führen ihn nach fibular.

3.4.6.1. Entspannung-Dehnung der Mm interossei dorsales II, III und IV, des M abductor digiti minimi und des M flexor digiti minimi brevis.

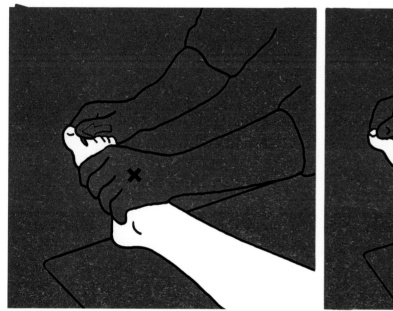
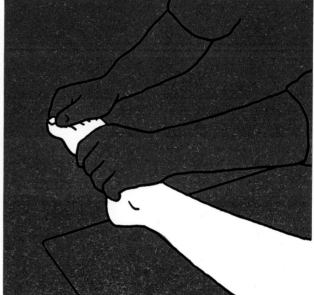

Fig 127 a. Ausgangsstellung.   Fig 127 b. Endstellung.

Ausgangsstellung: P in Rückenlage, das Fussgelenk in 0-Stellung. T steht der Lateralseite des Fusses des P zugewendet.

Handfassung: T umfasst mit der rechten Hand Dig. II-V nahe den MTP-Gelenken, wobei der Daumen und Thenar an der Dorsalseite und die übrigen Finger an der Plantarseite zu liegen kommen. Die linke Hand umfasst den Mittelfuss von dorsal nahe den MTP-Gelenken.

Ausführung: Mit dieser Handfassung und bei gleichzeitiger Traktion in den MTP-Gelenken werden die Zehen langsam stufenweise maximal nach tibial geführt.

Anmerkung: Die Bewegung kann bei verschieden starker Dorsal- resp. Plantarflexion ausgeführt werden.

4. DAS KIEFERGELENK

4.1. Muskeln, die die Mandibula bewegen

a. M masseter

Funktion: Hebt die Mandibula für das Schliessen des Mundes und das Zusammenpressen der Zähne. (Er hat einen sehr geringen Einfluss bei der Gleitbewegung nach lateral, bei der Protraktion und Retraktion.)

b. M temporalis

Funktion: Hebt die Mandibula für das Schliessen des Mundes und das Zusammenpressen der Zähne. Die vorderen Fasern ziehen hinauf, die hinteren Fasern ziehen nach rückwärts. (Sie ziehen die Mandibula aus der vorgeschobenen Position nach hinten.) Der Muskel ist ebenso an der mahlenden Bewegung beteiligt.

c. M pterygoideus lateralis

Funktion: Hilft beim Öffnen des Mundes, indem er die Mandibula und den Discus articularis nach vorne zieht. Gemeinsam mit dem M pterygoideus medialis derselben Seite rotiert er den Unterkiefer auf derselben Seite nach vorne um eine vertikale Achse durch den Kondylen der anderen Seite. Arbeiten die M pterygoideus lateralis und medialis bilateral, schieben sie die Mandibula nach vorne.

d. M pterygoideus medialis

Funktion: Mitbeteiligt beim Heben der Mandibula. Gemeinsam mit dem M pterygoideus lateralis schiebt er die Mandibula nach vorne. Arbeiten die M pterygoideus lateralis und medialis gleichzeitig, schieben sie die Mandibula nach vorne und zur entgegengesetzten Seite, während im Gelenk der anderen Seite eine leichte Rotation stattfindet. Die rechts und links abwechselnde Aktivität dieser zwei Muskeln ergibt eine mahlende Bewegung von einer Seite zur anderen.

4.1.2. Die Mechanik des Kiefergelenkes

4.1.2.1. Wenn der Mund *nicht geöffnet werden kann*, kann das u.a. beruhen auf:
1. Blockierung in einem oder beiden Kiefergelenken
2. Spasmus in der Kaumuskulatur

4.1.2.2. Wenn der Unterkiefer *beim Öffnen* des Mundes nach einer Seite *deviiert*, kann das mehrere Ursachen haben, z.B.:
1. Herabgesetztes Gleitvermögen auf der Seite, nach der der Unterkiefer deviiert.
2. Paresen in Muskeln, die den Mund öffnen und den Unterkiefer auf derselben Seite nach vorne ziehen.
3. Hypermobilität auf der gegenüberliegenden Seite.

Falls die Differentialdiagnostik zeigt, dass die herabgesetzte Bewegung durch angespannte Muskeln oder andere Strukturen verursacht ist, kann die Behandlung folgendermassen ausgeführt werden:

4.1.3. Entspannung-Dehnung von Muskeln und anderen Strukturen, die *das Öffnen* des Mundes, kombiniert mit *Protraktion* des Unterkiefers behindern.

Folgende Muskeln können in Betracht kommen:

a. M pterygoideus medialis   Siehe Seite 146.

b. M masseter   Siehe Seite 146.

c. M temporalis   Siehe Seite 146.

4.1.3.1. Entspannung-Dehnung zur Verbesserung der Gleitbewegung der Mandibula nach *ventral*-Protraktion, wenn der Patient den Mund nicht öffnen kann.

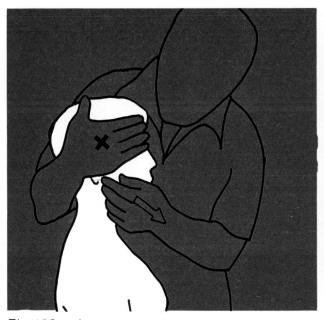 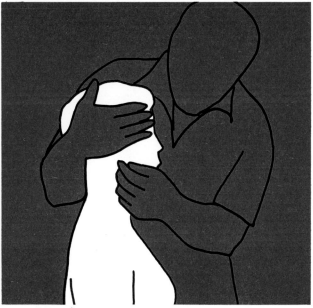

Fig 128 a. Ausgangsstellung.   Fig 128 b. Endstellung.

Ausgangsstellung: P im Sitzen oder Liegen. T steht an der linken Seite des P.

Handfassung: T umfasst mit dem rechten Unterarm und der rechten Hand den Kopf des P. Die Finger liegen auf der Stirne des P. T fixiert den Kopf zwischen Arm-Hand und Brust. Die linke Hand legt er auf die Mandibula auf der rechten Seite, wobei der zweite, dritte und vierte Finger hinter dem Kieferwinkel (Ramus mandibulae) zu liegen kommt.

Ausführung: Mit dieser Handfassung langsam stufenweise maximales Ventralgleiten des Unterkiefers auf der rechten Seite.

Anmerkung: Während des Ventralgleitens soll P den Unterkiefer entspannen und nicht versuchen, den Mund zu öffnen. Ist die Bewegungsbehinderung bilateral, wird die gleiche Behandlung auch auf der anderen Seite ausgeführt.

4.1.3.2. Entspannung-Dehnung zur Verbesserung der Gleitbewegung der Mandibula nach *lateral*, wenn der Patient den Mund nicht öffnen kann.

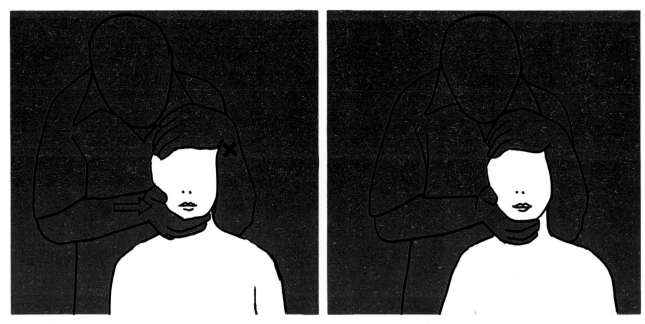

Fig 129 a. Ausgangsstellung.   Fig 129 b. Endstellung.

Ausgangsstellung: P im Sitzen oder Liegen. T steht rechts hinter dem P.

Handfassung: T umfasst mit dem linken Unterarm und der linken Hand den Kopf des P. Die Hand liegt auf der Stirne des P. T fixiert den Kopf zwischen Arm-Hand und Brust. Der Thenar der rechten Hand liegt am Ramus mandibulae unterhalb des Arcus zygomaticus auf der rechten Seite.

Ausführung: Mit dieser Handfassung wird das rechte Caput mandibulae langsam stufenweise maximal nach medial gepresst-geschoben.

Anmerkung: Das linke Caput mandibulae erfährt eine Bewegung nach lateral. Die Behandlung wird auf der anderen Seite wiederholt.

4.1.3.3. Entspannung-Dehnung zur Verbesserung der Beweglichkeit der Mandibula nach *kaudal* und *ventral*, sofern P den Mund so weit öffnen kann, dass T seinen Daumen zwischen den Zahnreihen durchschieben kann.

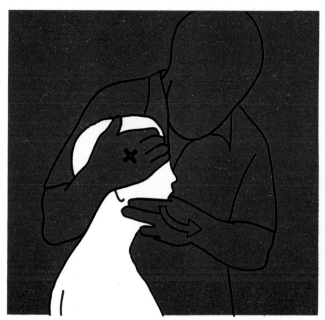 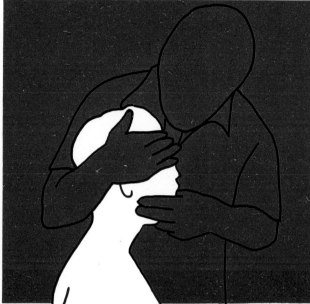

Fig 130 a. Ausgangsstellung.   Fig 130 b. Endstellung.

Ausgangsstellung: P im Sitzen oder Liegen. T steht an der linken Seite des P.

Handfassung: T umfasst mit dem rechten Unterarm und der rechten Hand den Kopf des P. Die Finger liegen auf der Stirne des P. T fixiert den Kopf zwischen Arm-Hand und Brust. T legt seinen linken Daumen auf die Molaren so weit dorsal als möglich. Der zweite und dritte Finger umfassen den Kieferwinkel, der vierte und fünfte Finger liegen unter dem Unterkiefer.

Ausführung: Mit dieser Handfassung leichte Traktion am Unterkiefer nach kaudal und langsam stufenweise maximales Gleiten nach ventral.

Anmerkung: Ist die Bewegungseinschränkung auf beiden Seiten gleich gross, wird die gleiche Behandlung ebenso auf der anderen Seite durchgeführt.

4.1.4. Entspannung-Dehnung von Muskeln und anderen Strukturen, die *das maximale Öffnen* des Mundes behindern.

Folgende Muskeln können in Betracht kommen:

a. M pterygoideus medialis   Siehe Seite 146.

b. M masseter   Siehe Seite 146.

c. M temporalis   Siehe Seite 146.

4.1.4.1. Entspannung-Dehnung zur Verbesserung der Gleitbewegung der Mandibula nach kaudal und ventral.

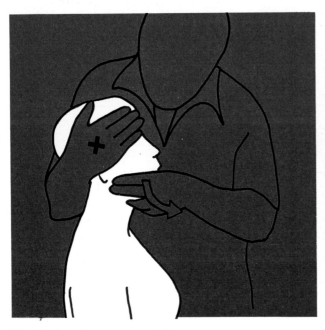 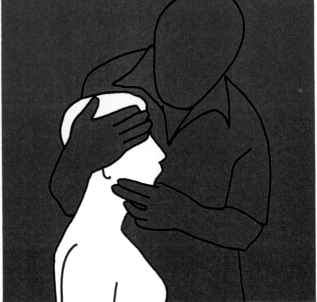

Fig 131 a. Ausgangsstellung.   Fig 131 b. Endstellung.

Ausgangsstellung: P im Sitzen oder Liegen. T steht an der linken Seite des P.

Handfassung: T umfasst mit dem rechten Unterarm und der rechten Hand den Kopf des P. Die Finger liegen auf der Stirne des P. T fixiert den Kopf zwischen Arm-Hand und Brust. T legt seinen linken Daumen auf die Molaren so weit dorsal als möglich. Der zweite und dritte Finger umfassen den Kieferwinkel, der vierte und fünfte Finger liegen unter dem Unterkiefer.

Ausführung: Mit dieser Handfassung leichte Traktion nach kaudal und langsam stufenweise maximales Gleiten nach ventral.

Anmerkung: Im Laufe der Behandlung öffnet P den Mund stufenweis. Das bedeutet, dass P den Mund etwas aufmacht, worauf T Traktion nach kaudal und Gleiten nach ventral ausführt. Wiederholung dieses Vorgangs bis der Mund maximal geöffnet werden kann.

4.1.5. Entspannung-Dehnung von Muskeln und anderen Strukturen, die *das Öffnen* des Mundes, kombiniert mit *Retraktion* des Unterkiefers behindern.

Folgende Muskeln können in Betracht kommen:

a. M pterygoideus lateralis   Siehe Seite 146.

4.1.5.1. Entspannung-Dehnung zur Verbesserung der Gleitbewegung der Mandibula nach *dorsal*-Retraktion, wenn der Patient den Mund nicht öffnen kann.

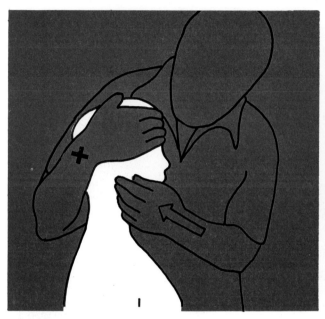 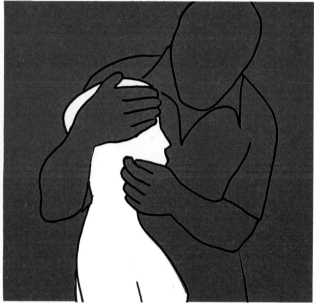

Fig 132 a. Ausgangsstellung.   Fig 132 b. Endstellung.

Ausgangsstellung: P im Sitzen oder Liegen. T steht an der linken Seite des P.

Handfassung: T umfasst mit dem rechten Unterarm und der rechten Hand den Kopf des P. Die Finger liegen auf der Stirne des P. T fixiert den Kopf zwischen Arm-Hand und Brust. T legt das Kinn des P in seine linke Hand.

Ausführung: Mit dieser Handfassung langsam stufenweise maximales Dorsalgleiten des Unterkiefers.

Anmerkung: Während des Dorsalgleitens soll P den Unterkiefer entspannen und nicht versuchen, den Mund zu öffnen. Ist die Bewegungsbehinderung bilateral, wird die gleiche Behandlung auch auf der anderen Seite durchgeführt.

4.1.5.2. Spezifische Entspannung-Dehnung zur Verbesserung der Gleitbewegung der Mandibula nach *kaudal* und *dorsal*, wenn P den Mund so weit öffnen kann, dass T seinen Daumen zwischen den Zahnreihen durchschieben kann.

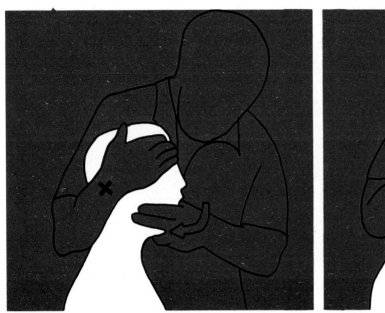 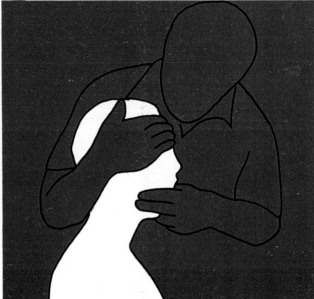

Fig 133 a. Ausgangsstellung.   Fig 133 b. Endstellung.

Ausgangsstellung: P im Sitzen oder Liegen. T steht an der linken Seite des P.

Handfassung: T umfasst mit dem rechten Unterarm und der rechten Hand den Kopf des P. Die Finger liegen auf der Stirne des P. T fixiert den Kopf zwischen Arm-Hand und Brust. T legt seinen linken Daumen auf die Molaren so weit dorsal als möglich. Der zweite und dritte Finger umfassen den Kieferwinkel, der vierte und fünfte liegen unter dem Unterkiefer.

Ausführung: Mit dieser Handfassung langsam stufenweise maximales Dorsalgleiten des Unterkiefers.

5. WELCHE MUSKELN BEHINDERN WELCHE FUNKTION? SCHEMA.

Dieses Muskelschema gibt einen Überblick über die bewegungsbehindernde Funktion eines Muskels, sofern er verkürzt ist. Man sollte beachten, dass ein Muskel seine Funktion in einer extremen Stellung verändern kann. Als Beispiel seien die Hüftadduktoren angeführt, die sowohl Extension als auch Flexion behindern, je nachdem ob das Hüftgelenk gebeugt oder gestreckt ist.

5.1. *Bewegungsvermögen des Schultergelenkes und Armes* im Verhältnis zum Körper sowie die *bewegungsbehindernde* Funktion *der* einzelnen *Muskeln*.

•• = Hauptmuskel   • = „Hilfs"muskel

Behindernde Muskeln	Flexion	Extension	Adduktion	Abduktion	Innen-rotation	Aussen-rotation
M pectoralis major a. Pars clavicularis		••		•		•
b. Pars sterno-costalis	••			••		•
M latissimus dorsi	••			••		•
M teres major	••			••		••
M biceps brachii caput longum		•	•			•
M deltoideus a. Pars clavicularis		••		•		•
b. Pars acromialis			••			
c. Pars spinalis	•			•	•	
M teres minor	•			•	••	
M infraspinatus	•				••	
M triceps brachii, caput longum	•			•		
M supraspinatus			••		•	•
M coracobrachialis	•	•		•		•
M subscapularis	•			•		••
M biceps brachii caput breve		•		•		•
M pectoralis minor	•			(•)		(•)
M subclavius	•			•		

5.2. *Bewegungsvermögen der Scapula und Clavicula* im Verhältnis zum Körper sowie die *bewegungsbehindernde* Funktion *der einzelnen Muskeln.*

●● = Hauptmuskel   ● = „Hilfs"muskel

Behindernde Muskeln	Elevation	Depression	Adduktion	Abduktion	Innen-rotation	Aussen-rotation
M subclavius	●●					
M pectoralis minor	●●		●●			●●
M serratus anterior	●		●●		●●	
M trapezius, pars descendens		●●		●	●●	
Pars transversa		●		●●		
Pars ascendens	●●			●	●●	
M levator scapulae		●●		●		●
Mm rhomboidei		●●		●●		●●
M latissimus dorsi	●			●		
M pectoralis major	●		●			

5.3.   *Bewegungsvermögen des Ellbogen und Radioulnargelenkes* sowie die *bewegungsbehindernde* Funktion *der* einzelnen *Muskeln.*

●● = Hauptmuskel   ● = „Hilfs"muskel

Behindernde Muskeln	Flexion	Extension	Pronation	Supination	Anmerkungen
M biceps brachii caput longum		●●	●		
M biceps brachii caput breve		●●	●		
M brachialis		●●			
M brachioradialis		●●	●	●	
M pronator teres		●		●	
M pronator quadratus				●	
M triceps brachii	●●				
M anconeus	●				
M supinator	●		●●		
M flexor carpi radialis		●		●	
M flexor carpi ulnaris		●		●	
M palmaris longus		●		●	
M extensor carpi radialis longus		●	●		
M extensor carpi radialis brevis		●	●		
M extensor carpi ulnaris	✗	●	●		
M flexor digitorum superficialis		●		●	mit gestreckten Fingern
M extensor digitorum communis	✗	●	●		mit gebeugten Fingern
M extensor digiti minimi	✗	●			mit gebeugtem Finger
M extensor pollicis longus			●		mit gebeugtem Daumen
M abduktor pollicis longus			●		mit adduziertem Daumen
M extensor indicis			●		Mit gebeugtem Finger
M flexor pollicis longus		(●)	●	●	mit gestrecktem Daumen

156

5.4. *Bewegungsvermögen des Handgelenks*sowie die *bewegungsbehindernde* Funktion *der* einzelnen *Muskeln.*

●● = Hauptmuskel   ● = „Hilfs"muskel

Behindernde Muskeln	Volar-flexion	Dorsal-flexion	Radial-flexion	Ulnar-flexion	Anmerkungen
M flexor carpi radialis		●●		●●	
M flexor carpi ulnaris		●●	●●		
M palmaris longus		●			
M extensor carpi radialis longus	●●			●●	
M extensor carpi radialis brevis	●●				
M extensor carpi ulnaris	●●		●●		
M flexor digitorum profundus		●			mit gestrecktem Finger
M flexor digitorum superficialis		●			mit gestrecktem Finger
M extensor digitorum communis	●●				mit gebeugtem Finger
M extensor indicis	●			●	mit gebeugtem Finger
M extensor digiti minimi	●				mit gebeugtem Finger
M extensor pollicis longus	●			●	mit gebeugtem Daumen
M extensor pollicis brevis	●			●	mit gebeugtem Daumen
M abduktor pollicis longus		●		●	mit adduziertem Daumen
M flexor pollicis longus		●			mit gebeugtem Daumen

5.5. *Bewegungsvermögen der Metacarpophalangialgelenke* sowie die *bewegungsbehindernde* Funktion *der* einzelnen *Muskeln.*

●● = Hauptmuskel   ● = „Hilfs"muskel

Behindernde Muskeln	Flexion	Exten-sion	Abduk-tion	Adduk-tion	Opposi-tion	Reposi-tion	Anmerkungen
M flexor digitorum profundus		●●					mit ext. IP
M flexor digitorum superficialis		●●					mit ext. PIP
M extensor digitorum communis	●●						mit flekt. DIP u PIP
M extensor indicis	●●						mit flekt. DIP u PIP
M extensor digiti minimi	●●						mit flekt. DIP u PIP
Mm lumbricales III-IV, I-II		●●					mit dorsalflekt. Hand-gelenk und flekt. DIP u PIP
Mm interossei dorsales I und II		●		●●			flekt. DIP u PIP
Mm interossei dorsales III und IV		●		●●			flekt. DIP u PIP
M interosseus palmaris I		●	●				flekt. DIP u PIP
Mm interossei palmares II-III		●	●●				flekt. DIP u PIP
M abduktor digiti minimi		●		●●	(●)		
M flexor digiti minimi brevis		●●				●	mit volarflekt. Hand-gelenk und flekt. DIP u PIP
M opponens digiti minimi					●●		
M extensor pollicis longus	●●				●●		mit volar- und ulnar-flekt. Handgelenk und flekt. IP
M extensor pollicis brevis	●●				●●		haupts. mit pron. Unterarm und ulnar-flekt. Handgelenk
M flexor pollicis longus		●●				●●	haupts. mit dorsal-flekt. Handgelenk und ext. IP
M flexor pollicis brevis		●●				●●	haupts. mit dorsal-flekt. Handgelenk

5.6. *Bewegungsvermögen des Carpometacarpalgelenkes des Daumens* sowie die *bewegungsbehindernde* Funktion *der* einzelnen *Muskeln.*

●● = Hauptmuskel   ● = „Hilfs"muskel

Behindernde Muskeln	Flexion	Extension	Abduktion	Adduktion	Opposition	Reposition	Anmerkungen
M abduktor pollicis longus				●●			besonders mit dorsalflekt. und ulnarflekt. Handgelenk
M abduktor pollicis brevis				●			
M opponens pollicis		●	●			●●	

5.7. *Bewegungsvermögen der Interphalangialgelenke* sowie die *bewegungsbehindernde* Funktion der einzelnen *Muskeln.*

●● = Hauptmuskel   ● = „Hilfs"muskel

Behindernde Muskeln	Flexion	Extension	Anmerkungen
M flexor digitorum profundus		●●	haupts. mit dorsalflekt. Handgelenk und sup. Unterarm
M flexor digitorum superficialis		●●	haupts. mit dorsalflekt. Handgelenk sup. Unterarm und ext. Ellbogengelenk
M extensor digitorum communis	●●		haupts. mit volarflekt. Handgelenk, ext. Ellbogengelenk und pron. Unterarm
M extensor indicis	●●		haupts. mit volarflekt. Handgelenk, ext. Ellbogengelenk und pron. Unterarm
M extensor digiti minimi	●●		haupts. mit volarflekt. Handgelenk, ext. Ellbogengelenk und pron. Unterarm
Mm lumbricales	●●		haupts. mit dorsalflekt. Handgelenk und gestreckt. MCP-Gelenken
Mm interossei dorsales I-II	●		haupts. mit gestreckt. MCP-Gelenken
Mm interossei dorsales III-IV	●		haupts. mit gestreckt. MCP-Gelenken
M interosseus palmaris I	●		haupts. mit gestreckt. MCP-Gelenk
Mm interossei palmares II-III	●		haupts. mit gestreckt. MCP-Gelenken
M extensor pollicis longus	●●		haupts. mit volarflekt. und ulnarflekt. Handgelenk, gebeugtem MCP-Gelenk, Daumenopposition und Pron. des Unterarmes
M flexor pollicis longus		●●	haupts. mit dorsalflekt. Handgelenk, gestreckt. MCP-Gelenk, Daumen-reposition und Sup. des Unterarmes

5.8. *Bewegungsvermögen der Carpometacarpalgelenke des Daumens und des Kleinfingers* sowie die *bewegungsbehindernde* Funktion *der* einzelnen *Muskeln.*

●● = Hauptmuskel   ● = „Hilfs"muskel

Behindernde Muskeln	Flexion	Extension	Abduktion	Adduktion	Opposition	Reposition
M extensor pollicis longus	●●				●	
M extensor pollicis brevis	●●			(●●)	●	
M abduktor pollicis longus				●●	●	
M flexor pollicis longus		●●				●●
M flexor pollicis brevis		●●		●		●
M opponens pollicis				●		●●
M abduktor pollicis brevis		●●		●		●
M adduktor pollicis	●	●●			●	●●
M extensor digiti minimi	●●				●	
M abduktor digiti minimi		●		●●	●●	
M flexor digiti minimi brevis		●●		●		
M interosseus palmaris I		●	●●			

5.9. *Bewegungsvermögen des Hüftgelenkes* sowie die *bewegungsbehindernde* Funktion *der* einzelnen *Muskeln.*

●● = Hauptmuskel   ● = „Hilfs"muskel

Behindernde Muskeln	Flexion	Extension	Abduktion	Adduktion	Innenrotation	Aussenrotation	Anmerkung
M iliopsoas		●●	●	●	●		
M sartorius		●		●	●		
M rectus femoris		●●					
M pectineus		●●	●●		●		
M tensor fasciae latae		●		●		●●	
M gluteus maximus	●●		●	●	●●		
M gluteus medius	●	●		●●	●●	●	
M gluteus minimus	●	●		●●	●	●●	
M biceps femoris caput longum	●●		●		●		haupts. mit ext. Kniegelenk
M semitendinosus	●●		●			●	haupts. mit ext. Kniegelenk
M semimembranosus	●●		●			●	haupts. mit ext. Kniegelenk
M gracilis		●	●●			●	haupts. mit ext. Kniegelenk
M adduktor longus		●	●●		●		
M adduktor brevis		●	●●		●		
M adduktor magnus	●		●●		●	●●	
M piriformis	●			●	●●		
M quadratus femoris	●		●		●●		
Mm gemelli	●				●●		
M obturatorius externus			●		●●		
M obturatorius internus	●				●●		

5.10. *Bewegungsvermögen des Kniegelenkes* sowie die *bewegungsbehindernde* Funktion *der* einzelnen *Muskeln.*

●● = Hauptmuskel   ● = „Hilfs"muskel

Behindernde Muskeln	Flexion	Extension	Innen-rotation	Aussen-rotation	Anmerkungen
M semitendinosus		●●		●(●)	haupts. mit flekt. Hüftgelenk
M semimembra-nosus		●●		●	haupts. mit flekt. Hüftgelenk
M biceps femoris		●●	●●		haupts. mit flekt. Hüftgelenk
M rectus femoris	●●				haupts. mit flekt. Hüftgelenk
M vastus lateralis	●●		●		
M vastus intermedius	●●				
M vastus medialis	●●		(●)	(●)	
M sartorius		●		●	haupts. mit flekt. Hüftgelenk
M popliteus		●		●●	
M gastrocnemius		●			
M plantaris		●			
M tensor fasciae latae	●		●		
M gracilis		●		●	haupts. mit ext. Hüftgelenk

5.11.   *Bewegungsvermögen der Talocruralgelenke* sowie die *bewegungsbehindernde* Funktion *der* einzelnen *Muskeln.*

●● = Hauptmuskel   ● = „Hilfs"muskel

Behindernde Muskeln	Plantar-flexion	Dorsal-flexion	Supina-tion	Pronation	Anmerkungen
M tibialis anterior	●●			●●	
M extensor digitorum longus	●●		●●		
M peroneus tertius	●●		●●		
M extensor hallucis longus	●			●	haupts. bei Plantarflex. im MTP und IP von Dig I
M gastrocnemius		●●			haupts. mit ext. Kniegelenk
M plantaris		●		●	haupts. mit ext. Kniegelenk
M soleus		●●			
M peroneus longus		●	●●		
M flexor digitorum longus		●		●	haupts. bei Dorsalflex. in MTP, PIP und DIP
M flexor hallucis longus		●		●	haupts. bei Dorsalflex. in MTP und IP
M tibialis posterior		●		●	
M peroneus brevis		●	●●		

5.12. *Bewegungsvermögen der Zehengelenke* sowie die *bewegungsbehindernde* Funktion *der einzelnen Muskeln.*

●● = Hauptmuskel   ● = „Hilfs"muskel

Behindernde Muskeln	Plantar-flexion	Extension	Abduktion	Adduktion	Anmerkungen
M extensor digitorum longus	●●				haupts. bei Plantarflex. im Talocruralgelenk
M extensor hallucis longus	●●				haupts. bei Plantarflex. im Talocruralgelenk
M flexor digitorum longus		●●			haupts. bei Dorsalflex. im Talocruralgelenk
M flexor hallucis longus		●●			haupts. bei Dorsalflex. im Talocruralgelenk
M abduktor hallucis				●●	
M flexor digitorum brevis		●●			
M abduktor digiti minimi				●●	
M quadratus plantae		●●			
Mm lumbricales	●● in DIP und PIP	● in MTP			haupts. bei Dorsalflex. im Talocruralgelenk und ext. in MTP-Gelenk
M flexor hallucis brevis		●● in MTP			
M adduktor hallucis		●	●●		
M flexor digiti minimi brevis		●●		●	
M interosseus dorsalis I	● in IP	● in MTP		●	haupts. bei Dorsalflex. des MTP-Gelenkes
Mm interossei dorsales II-IV	● in DIP und PIP	● in MTP	●		haupts. bei Dorsalflex. des MTP-Gelenkes
Mm interossei plantares	● in DIP und PIP	● in MTP	●		haupts. bei Dorsalflex. des MTP-Gelenkes
M extensor digitorum brevis	●●				
M extensor hallucis brevis	●● in MTP		●		

5.13. *Bewegungsvermögen des Kopfes und der HWS* sowie die *bewegungsbehindernde* Funktion *der* einzelnen *Muskeln.*

●● = Hauptmuskel   ● = „Hilfs''muskel

Behindernde Muskeln	Ventral-flexion	Dorsal-flexion	Lateral-flexion zur gleichen Seite	Lateral-flexion zur anderen Seite	Rotation zur gleichen Seite	Rotation zur anderen Seite
M sternocleido-mastoideus				●●	●●	
M scalenus anterior		●		●●	●●	
M scalenus medius		●		●●	●●	
M scalenus posterior	●			●		●
M longus colli		●		●		●
M longus capitis		●		●		●
M rectus capitis anterior		●		●		●
M rectus capitis lateralis		●		●		●
M splenius capitis	●●			●		●
M splenius cervicis	●●			●		●
M iliocostalis cervicis	●●			●●		●●
M longissimus cervicis	●●			●●		●●
M longissimus capitis	●●			●●		●●
M spinalis cervicis	●●			●●		●●
M semispinalis capitis	●●			●●		●●
Mm intertrans-versarii	●●			●●	●	●
Mm interspinales	●●				●	●
Mm rotatores	●●				●●	
Mm multifidi	●●				●●	
M rectus capitis dorsalis major	●		●			●
M rectus capitis dorsalis minor	●			●	●	
M obliquus capitis inferior	●		●			●
M obliquus capitis superior	●			●	●	
M platysma		●●		●		●
Mm supra- und infrahyoidales		●●		●		●
Mm supra- und infrathyreoidales		●●		●		

5.14. *Bewegungsvermögen der BWS und LWS* sowie die *bewegungsbehindernde* Funktion *der* einzelnen *Muskeln.*

●● = Hauptmuskel   ● = „Hilfs"muskel

Behindernde Muskeln	Ventral-flexion	Dorsal-flexion	Lateral-flexion zur gleichen Seite	Lateral-flexion zur anderen Seite	Rotation zur gleichen Seite	Rotation zur anderen Seite
M rectus abdominis		●●				
M obliquus abdominis externus		●●		●	●●	
M obliquus abdominis internus		●●		(●)		●●
M iliopsoas	●			●●		
M quadratus lumborum	●			●●	●	●
Mm iliocostalis thoracis	●●			●		●
Mm iliocostalis lumborum	●●			●		●
M longissimus thoracis	●●			●		●
Mm spinalis thoracis	●●			●		●
M semispinalis thoracis	●●			●	●	
Mm intertransversarii	●●			●	●	●
Mm interspinales	●●				●	●
Mm rotatores	●●				●●	
Mm multifidi	●●				●●	

5.15. *Bewegungsvermögen des Thorax* sowie die *bewegungsbehindernde* Funktion *der* einzelnen *Muskeln.*

●● = Hauptmuskel   ● = „Hilfs"muskel

Behindernde Muskeln	Inspiration		Exspiration	
	in Ruhe	forciert	in Ruhe	forciert
M diaphragma			●●	●●
M scalenus anterior			●	●●
M scalenus medius			●	●●
M scalenus posterior			●	●●
Mm intercostales interni		●	●	●
M intercostales externi		●	●	●
M sternocleidomastoideus				●
M levatores costarum			●	●
M serratus posterior superior			●	●
M erector spinae				●
M transversus abdominis		●●		
M rectus abdominis		●●		
M obliquus abdominis externus		●●		
M obliquus abdominis internus		●●		
M serratus posterior inferior		●		
M quadratus lumborum		●		
M latissimus dorsi		●		

5.16. *Bewegungsvermögen der Kiefergelenke* sowie die *bewegungsbehindernde* Funktion *der* einzelnen *Muskeln.*

●● = Hauptmuskel   ● = „Hilfs"muskel

Behindernde Muskeln	Protraktion	Retraktion	Öffnen des Mundes
M pterygoideus medialis	●	●	●
M masseter	●●		●
M temporalis	●●		●
M pterygoideus lateralis		●	

6. MUSKELREGISTER

M abduktor digiti minimi manus **76,** 76 m157, m159
M abduktor digiti minimi pedis **145,** 145 m163
M abduktor hallucis **142,** 142 m163
M abduktor pollicis brevis **73,** 73 m 158, m159
M abduktor pollicis longus **66,** 66, 73, 74 m155, m156, m158, m159
M adduktor brevis **93,** 79, 82-85, 89, 93-103 m160
M adduktor hallucis **141,** 141 m163
M adduktor longus **93,** 79, 82-85, 89, 93, 95-103, m160
M adduktor magnus **79,** 79, 82-85, 89, 94-103, 107-109 m160
M adduktor pollicis **72,** 72 m159
   — caput transversum **75,** 75
M anconeus **44,** 44 m155
M biceps brachii **32, 35,** 45, 46 m153, m155
   — caput breve **35,** 28, 29, 30, 34, 36 m153, m155
   — caput longum **32,** 32, 34 m153, m155
M biceps femoris **78,** 78, 80, 82-84 m160, m161
   — caput breve **78, 114,** 113, 114
   — caput longum **78,** 80, 82-84, 114 m160
M brachialis **45,** 46 m155
M brachioradialis **45,** 47 m155
M coccygeus _103_
M coracobrachialis **35,** 28-30, 32, 34, 35 m153
M deltoideus m153
   — pars acromialis **32,** 16, 30, 33 m153
   — pars clavicularis **35,** 26, 28-30, 32, 34, 35 m153
   — pars spinalis **17,** 5, 18, 19, 27 m153
M diaphragma m166
Mm erector spinae m164-166
M extensor carpi radialis brevis **45,** 49, 62 m155, m156
M extensor carpi radialis longus **45,** 48, 62, 66 m155, m156
M extensor carpi ulnaris **45,** 55, 62, 65 m155, m156
M extensor digiti minimi **45,** 53, 62, 68, 76 m155-159
M extensor digitorum brevis **133,** 134, 135 m163
M extensor digitorum communis **45,** 50, 52, 62, 68 m155-158
M extensor digitorum longus **116,** 119, 120, 122, 133, 134, 135 m162, m163
M extensor hallucis brevis **133,** 133 m163
M extensor hallucis longus **116,** 117, 118, 123, 133 m162, m163
M extensor indicis **45,** 51, 62, 68 m155-158
M extensor pollicis brevis **66,** 62, 67, 74 m156, m157, m159
M extensor pollicis longus **62,** 62, 74 m155-159

Zeichenerklärung:
Ziffern, die sich auf den Band II beziehen, sind kursiv und unterstrichen.
Fett gedruckte Ziffern geben die Seite an, wo die Muskelfunktion beschrieben ist.
Die übrigen, schlank gedruckten Ziffern beziehen sich auf die Seite, wo der Muskel gedehnt oder zumindest erwähnt wird.
Ein „M" vor einer Ziffer weist auf die Seite des Muskelschemas in diesem Buch hin.

Zeichenerklärung:
Ziffern, die sich auf den Band II beziehen, sind kursiv und unterstrichen.
Fett gedruckte Ziffern geben die Seite an, wo die Muskelfunktion beschrieben ist.
Die übrigen, schlank gedruckten Ziffern beziehen sich auf die Seite, wo der Muskel gedehnt oder zumindest erwähnt wird.
Ein „M" vor einer Ziffer weist auf die Seite des Muskelschemas in diesem Buch hin.

Zeichenerklärung:
Ziffern, die sich auf den Band II beziehen, sind kursiv und unterstrichen.
Fett gedruckte Ziffern geben die Seite an, wo die Muskelfunktion beschrieben ist.
Die übrigen, schlank gedruckten Ziffern beziehen sich auf die Seite, wo der Muskel gedehnt oder zumindest erwähnt wird.
Ein „M" vor einer Ziffer weist auf die Seite des Muskelschemas in diesem Buch hin.

Zeichenerklärung:
Ziffern, die sich auf den Band II beziehen, sind kursiv und unterstrichen.
Fett gedruckte Ziffern geben die Seite an, wo die Muskelfunktion beschrieben ist.
Die übrigen, schlank gedruckten Ziffern beziehen sich auf die Seite, wo der Muskel gedehnt oder zumindest erwähnt wird.
Ein „M" vor einer Ziffer weist auf die Seite des Muskelschemas in diesem Buch hin.